Wolf-Dieter Storl – Götterpflanze Bilsenkraut

Erster Titel in der Reihe:
Die Nachtschattengewächse – Eine faszinierende Pflanzenfamilie
Hrsg. von Roger Liggenstorfer und Christian Rätsch

Bereits veröffentlichte Titel:
Christian Rätsch: Schamanenpflanze Tabak, Band I (2002)
Christian Rätsch: Schamanenpflanze Tabak, Band II (2003
Markus Berger: Stechapfel und Engelstrompete (2003)
Patrizia F. Ochsner: Hexensalben und Nachtschattengewächse (2003)
Claudia Müller-Ebeling, Christian Rätsch: Zauberpflanze Alraune (2004)
Markus Berger, Oliver Hotz: Die Tollkirsche (2008)
Orestes Davias: Chillifeuer und Knollengenuss (2009)
Markus Berger: Kleines Lexikon der Nachtschattengewächse (2010)

Solaneae.

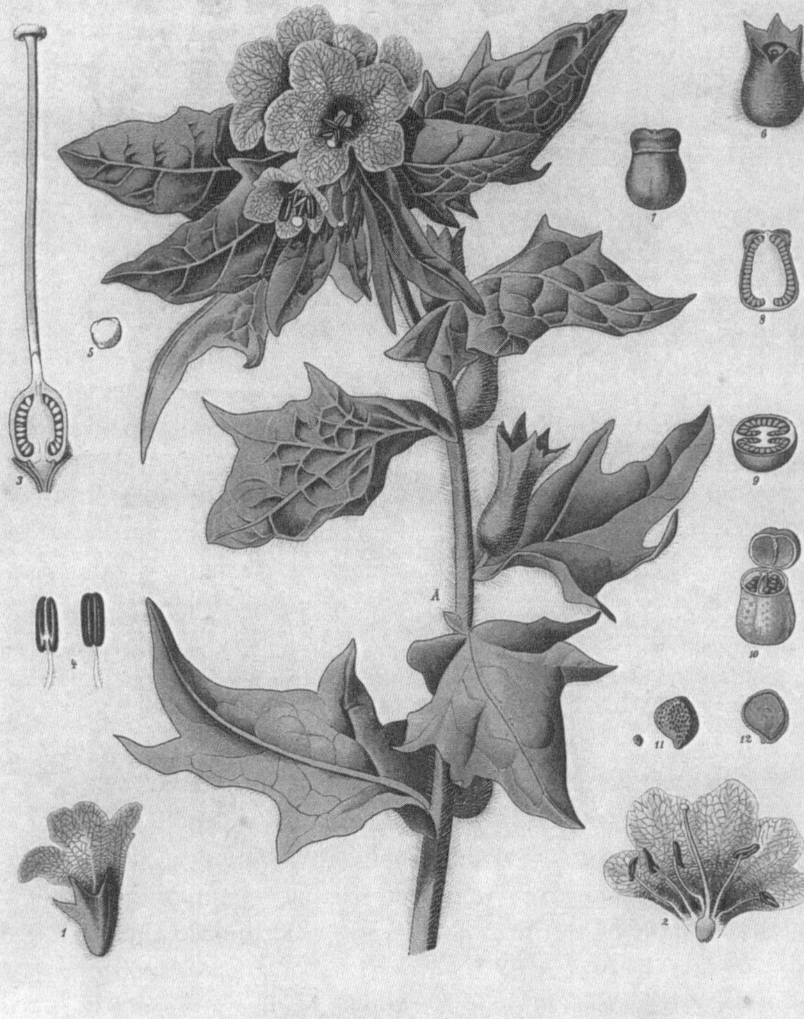

Hyoscyamus niger L.

WM

Wolf-Dieter Storl

Götterpflanze Bilsenkraut

Belisa, du Betörende,
durch das Schlangentor bin ich Dir gefolgt,
ans Gestade des goldenen Landes.
Erschrocken ob der Götter alle, die sich mir da zeigten,
erschrocken mehr noch ob der eigenen Göttlichkeit,
flüchtete ich zurück ans diesseitige Ufer.
Segne mich nun, Göttin,
mit wahren Worten lasse mich von dir künden.

... gewidmet dem visionären, biodynamischen
Kompost- und Gärtnermeister Manfred Stauffer,
einem meiner Lehrer, der mir bei unserer letzten Begegnung
nahe legte, mich mit zwei zu Unrecht vergessenen
großen Heilpflanzen zu befassen,
mit dem roten Gauchheil und dem Bilsenkraut.

Impressum

Verlegt durch
NACHTSCHATTEN VERLAG AG
Kronengasse 11
CH - 4502 Solothurn
www.nachtschattenverlag.ch
info@nachtschattenverlag.ch

2. Auflage 2004 Conny Schönfeld
3. Auflage 2010
4. Auflage 2014

Gestaltung und Satz: Janine Warmbier

Fotos & Illustrationen: soweit nicht anders vermerkt aus dem Archiv von Christian Rätsch

Lektorat der 2. Auflage: Conny Schönfeld

Herstellung: CPI - Ebner & Spiegel, Ulm

Printed in Germany

ISBN 978-3-907080-63-4

FSC
www.fsc.org
MIX
Papier aus verantwortungsvollen Quellen
FSC® C006701

Warnung und Hinweis
Nachtschattengewächse und viele andere Pflanzen können bei unsachgemässem Gebrauch negative Erscheinungen zeigen. Ältere Rezepte enthalten Gewichts- und Dosierungsangaben, die je nach Region stark variieren. Alle in diesem Buch publizierten Rezepte dienen allein der Illustration und sollen in keiner Art und Weise zu Selbstversuchen animieren, da diese tödlich enden könnten.

Inhalt

Vorwort

Begrüßung zur neuen Reihe
von Christian Rätsch

Herzlich willkommen zum Bilsenkraut, einem der kulturträchtigsten Nachtschattengewächse.
Die Nachtschattengewächse oder Solanaceen zählen zu den botanisch wichtigsten Säulen menschlicher Kultur. Sie sind weltweit verbreitet, und ethnobotanisch reichlich genutzt. Es gibt in ihrer Familie Pflanzen, die dem Menschen

Nahrung
Genussmittel
Medizin
Rauschmittel
Reisekräuter
Räucherstoffe

zur Verfügung stellen.

Diese botanisch definierte Pflanzenfamilie hat viele vegetable Berühmtheiten hervorgebracht. Wie die Kartoffel, die Tomate, den Paprika, die Aubergine, den Chilipfeffer, aber auch den Tabak, das Bittersüss, die Schlafbeere, den Schwarzen Nachtschatten, die Tollkirsche, den Stechapfel, die Engelstrompete, die Alraune und das Bilsenkraut.
Diese letztgenannten Pflanzen können stark auf das Bewusstsein wirken, es verändern und dadurch auch kulturverändernd wirken, so wie auch Bücher psychotrop sein können, so wie die Nachtschattenbücher.

Diese stark psychoaktiven Nachtschattengewächse wurden seit der Antike mit zauberischen, seit dem Mittelalter mit hexerischen, in der Moderne mit psychotischen Anwendungen assoziiert. Man hat sie mit dem Wahnsinn, mit der Dunkelheit, mit dem Schatten der Nacht (=Nachtschaden) in Verbindung gebracht. Aber: Diese Pflanzen sind Lehrer – unverhohlen und gnadenlos. Sie können aphrodisische Wonnen in den Geniesser zaubern oder höllische Schrecken in Drogenkonsumenten heraufbeschwören. Sie sind Pflanzen der Schamanen, Seherinnen und Zauberer. Man sollte ihnen mit Respekt begegnen. Man sollte über sie informiert sein, falls man sie verwenden wollte. Deshalb wird diese Buchreihe herausgegeben. Information schafft Respekt. Erfahrung führt zur Verehrung. Damit kann ein ignoranter Fehlgebrauch verhindert werden, aber auch die Möglichkeit kultureller Reflektion und ästhetischen Genusses gegeben sein.

Nachtschattengewächse sind keine Dämonen. Nur die Menschen, die sie benutzen, können dabei ihren eigenen Dämonen begegnen. Das Bilsenkraut ist die Schamanenpflanze des vorkatholischen Europas. Deshalb ist sie die kulturelle Wurzel unserer Kultur und damit die für uns bedeutendste Pflanze aus der Familie der Nachtschattengewächse. Sie ist aber kein Spielzeug, sondern ein Geschenk der heidnischen Götter. So wie dieses Buch von Wolf-Dieter Storl ein Geschenk für uns sein wird.

Botanik und Signatur

Die giftigen Solanaceen sind eben zu hoch entwickelte Pflanzen,
als daß der Mensch mit ihnen fertig werden könnte.
(GERBERT GROHMANN, Botaniker)

Have we eaten of the insane root
That takes the reason prisoner?
(WILLIAM SHAKESPEARE, »Macbeth« I,3)

... es könnte was Teuflisches sein, was Schwarzes,
also ein Zwischenwesen,
irgendein Wesen, das nicht in unsere freundlichen Gefilde gehört
sondern aus einer uralten Zeit noch hier ist
oder so was in der Richtung.
(HANS PETER DUERR, Kulturanthropologe, zum Thema Bilsenkraut)

Das Bilsenkraut (*Hyoscyamus*) ist wahrscheinlich ein Archäophyt, also eine Pflanze, die in vorgeschichtlicher Zeit nach Mitteleuropa eingewandert ist. Sie kam mit den matrifokalen Bauern, die nicht mehr nur umherstreifende Jäger und Sammler waren, sondern den Wald brandrodeten, Getreide und Leguminosen anbauten und sich dazu einige Rinder, Zeigen, Schafe und Schweine hielten. An den reichlich mit Urin, Kot und Asche gedüngten Rändern der festgetrampelten Wege, auf den Schutt- und Abfallhaufen rund um die Siedlung gediehen stickstoffliebende, schnellwüchsige Pionierpflanzen als so genannte »Kulturbegleiter« recht gut. Diese den Archäologen als Bandkeramiker bekannten Urbauern, kamen aus dem östlichen Mittelmeerraum; sie zogen allmählich entlang der Donau und deren Nebenflüssen und besiedelten die fruchtbaren Flußtäler.

Dass das Bilsenkraut aus dem Süden kam, verraten bestimmte physiologische Merkmale. Bilsensamen keimen spät im Jahr, erst, wenn der Boden richtig warm ist. Das Kraut hat wie Lavendel, Königskerze, das klebrige Greiskraut, Salbeiarten und andere Gewächse, die aus den trockenen, mediterranen Gegenden stammen, eine eher graue Erscheinung. Diese rührt davon her, dass sich die Pflanze mit einem feinen Pelz aus klebrigen Härchen gegen die sengende Sonne schützt.
Es gibt ungefähr ein Duzend *Hyoscyamus*-Arten – je nach dem, welchen Taxonomen man fragt. Die meisten sind an heiße, trockene Standorte gebunden. Sie spielen alle ein wichtige Rolle als Heil- und Zauberpflanzen. Hier wollen wir uns aber vor allem mit dem bei uns gelegentlich wild wachsenden schwarzen Bilsenkraut (*Hyoscyamus niger*) befassen.
Es steckt eine gewaltige Vermehrungskraft in dieser Pionierpflanze. In den rund 50 Früchten, die eine mittelgroße Pflanze hervorbringt, entwickeln sich bis zu 10.000 Samen, und diese behalten ihre Keimfähigkeit in tiefen, luftabgeschlossenen Erdschichten mehrere hundert Jahre lang. Der dänische Medizinhistoriker Jens Lind fand Bilsenkrautsamen bei der Ausgrabung einer Burgruine, die vermutlich 800 Jahre in Samenruhe verharrt hatten (Hansen 1983:45). Vor der Neuzeit war das Nachtschattengewächs häufiger anzutreffen, jedoch nie in dem Maße wie die üppig wuchernden Brennnesseln, Gundermann, Giersch und andere Wildkräuter. Die mittelalterlichen Braumeister, die ihre eher schwachen Biere in rauschige Starkbiere verwandeln wollten, mussten sich deshalb Bilsenkrautpflanzungen anlegen. Gemeindenamen wie Bilwsgarten, Bilsensee, Bilsdorf, Bilsen (Holland) oder Pilsen (Böhmen) sind nach solchen Äckern benannt. Massive Anwendung von Herbiziden, Planierungen und großflächige Überbauungen haben bei uns das Bilsenkraut als Wildpflanze zur Seltenheit gemacht. Auch der zu Kaiser Wilhelms Zeiten eingeschleppte, aus Amerika stammende Kartoffelkäfer (Coloradokäfer) hat das Seinige dazu getan. Heute steht die Pflanze unter Naturschutz.

Das Giftgewächs

Auf die botanischen Details werden wir hier nicht weiter eingehen, mehr auf die symbolische und kulturgeschichtliche Bedeutung. Auffallend ist allenfalls die Signatur der Blüte. Der liebende Blick würde sie schön nennen.

Viele aber empfinden eher Abscheu: »Wenn man das schreckliche Bilsenkraut sieht, mit seiner Kadaverfarbe und der violetten Leichenbläue, so sieht man Tod und Wahnsinn« (AUGUST STRINDBERG, *Sylva Sylvarum*, 1895); anderswo wird der Blütenkelch als »schmutzig-gelb, mit violettem, nach geronnenem Blut aussehehendem Blütenboden« beschrieben (STORL 1993:304). HAROLD HANSEN spricht von »leichenfarbigen, violettgeäderten Blüten, die einen sehr stark an den ›bösen Blick‹ erinnern« (HANSEN 1983:42). WERNER C. SIMONIS, ein anthroposophischer Arzt, vergleicht den »intensiven, unangenehm bis widerlich empfundenen Duft« der klebrigen Stengel mit den »Ausdünstungen gewisser Raubtiere« (SIMONIS 1983:573). »Der Geruch ist ähnlich dem, den durchnäßte, langhaarige Hunde in die Stube bringen« (PELIKAN 1975:175). »Hundepisswurzel« heißt sie, des Geruchs wegen, bei den Dänen, »Hunsfotzegraut« bei den Pennsylvania-Deutschen, »Stinking Roger« in England, »Hundepiws-rod« in Jütland (HANSEN 1983:43).

Auffallend ist ebenfalls die strenge, geradezu zwanghaft symmetrische, stufenartige Anordnung der grobbuchtig gezähnten Blätter, die, ohne Blattstiele, an den Hauptspross gefesselt sind, ebenso die wohlgeordnete, doppelte Reihe von Samenkapseln, die sich wie eine Wirbelsäule hinzieht, wie ein sich reckender Tierrücken (GROHMANN 1991:164).

Die Pflanze, die nach dem Keimen freudig emporwächst, erlebt alsbald eine merkliche Wachstumshemmung. Mit dem sehr früh einsetzenden Blühen kommt es zur Stauung und zum Verlust der grünen, wuchernden Lebenskraft. Die unteren Blätter verdorren bald und sterben ab. Schnell vergilbt die Pflanze und hinterlässt ein graues, knochentrockenes Gerüst mit trockenen, urnenförmigen Deckelkapseln, die viele kleine aschefarbene, nierenförmige Samen enthalten (PELIKAN 1998:95).

Für jemanden, der Pflanzen gut kennt, erweisen sich diese auffälligen Eigenschaften als sichere »Signatur«. Die Starrheit, der penetrante Duft, die ungewöhnlichen, tierhaft animierten Blüten deuten an, dass wir es mit einem Giftgewächs zu tun haben.

Was mit der Signatur einer Giftpflanze gemeint ist, wollen wir hier erläutern. Pflanzen offenbaren die Kräftefelder, in denen sie sich befinden. Jede Art ist Spiegel des Spektrums der Energien (Vektoren), die auf sie einwirken. In den wachsenden grünen Erdbewohnern kommen vor allem zwei ineinander greifende Urprinzipien zum Ausdruck: Die vitalisierenden Kräfte des Erdbodens einerseits, die formgebenden Impulse des Kosmos – das Licht der Sterne, der Sonne und des Mondes – andererseits. Das rege, saftstrotzende, fröhliche Wachstum der grünen Stengel, Sprosse und Blätter ist immer Ausdruck der Lebenskraft (*Ätherkraft*), die die Erde vermittelt. Der nach oben wuchernde, vitale Wachstumstrieb wird von dem entgegengesetzten kosmischen Impuls gedämpft, sodass die Pflanze vegetative Kraft verliert und zu blühen anfängt. Das Blühen impliziert die Berührung mit der Sphäre der Beseeltheit – der so genannten *Astralität*. Das ist die Sphäre, in welcher der saftig grüne, pflanzliche *Ätherleib* von kosmischen Licht- und Wärmekräften berührt und durchdrungen wird. Dadurch verliert die Pflanze an Vitalität, dafür wird sie aber tierähnlicher, sie verfärbt sich bunt, entwickelt starke Aromen und messbare Wärme (Blütenwärme), erzeugt stickstoffhaltige Molekularverbindungen, von denen manche den Stoffwechselprodukten tierischer Organismen ähneln. Das Seelenhafte hemmt die und zehrt an der Vitalität der Pflanze, gleichwie die Flamme am Wachs der Kerze. Die kosmische Astralität, die der Vegetation bunte Farben (Blütenblätter, Herbstlaub) und Duftstoffe beschert, lässt auch eine ganze Palette von Wirkstoffen entstehen, die in den Körpern und Psychen von Menschen und Tieren starke Reaktionen auslösen können. Die Blüten, diese pflanzlichen Reproduktionsorgane, sind dermaßen beseelt, dass sie

– nach dem Prinzip »Gleiches wirkt auf Gleiches« – andere beseelte Wesen, nämlich Bienen, Schmetterlinge und Käfer, scharenweise anlocken. Auch für uns enthalten Blüten seelische Resonanzen, die uns zu Botschaften werden können. Wir können mit Blumensträußen und Blütengewinden unsere Gefühle oft besser ausdrücken als mit Worten. Blumen dienen allen seelischen Regungen, der Liebe und Freude wie jenen der Trauer und Melancholie. Im romantischen Mittelalter gab es eine ausgeprägte »Blumensprache«. In Bezug auf das Bilsenkraut sagt die Blumensprache folgendes aus: Wer es an sich trägt, der besagt, er sei »närrisch und kühn« (Zacharias 1982:26).

In den Tieren inkarniert sich die kosmische Astralität vollkommen. Tiere sind eben beseelte Wesen. In den gewöhnlichen Pflanzen hingegen umwebt das seelisch-astrale Prinzip den grünen, ständig im Wachstum begriffenen Pflanzenleib von Außen – nur im Blütenkelch macht die pflanzliche Seele einen zaghaften Ansatz, sich physisch zu verkörpern. Aber weiter kann sie nicht. Würde sie das Seelisch-Astralische tiefer in sich hineinnehmen, dann müsste sie sich in ein Tier verwandeln. Nach dem Blühen bleibt der normalen Pflanze nichts an-

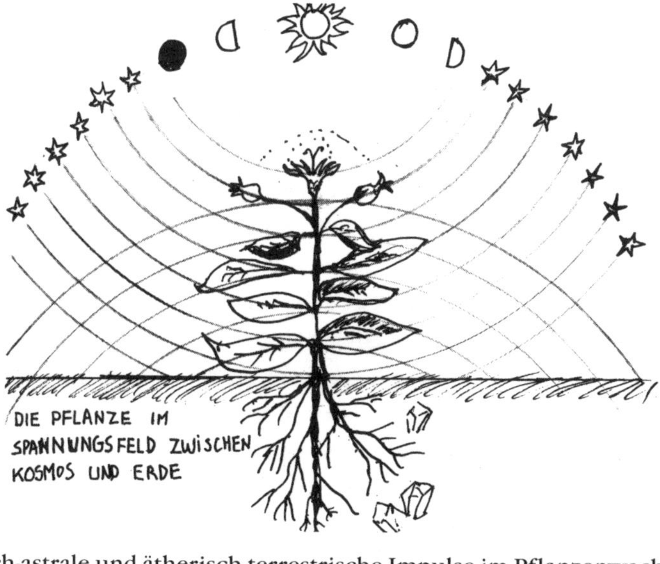

Kosmisch-astrale und ätherisch-terrestrische Impulse im Pflanzenwachstum

deres übrig als die Rückkehr zur Mutter Erde. Sie verwelkt und versamt. Zum feuchten, dunklen Erdboden zurückgekehrt, kann sie sich erneut mit ätherischer Lebenskraft vollsaugen.
Einige Pflanzen verharren länger im Bereich der lebensschwangeren Erdkräfte; sie werden dick, saftig und schwer; sie haben - wie Kohl, Kürbis oder Comfrey - einen mächtigen *Ätherleib*. Andere Pflanzenarten - wie Beifußarten, Rauten und Schirmblütler - geben sich mehr jenen Lichtkräften hin, die dem Blattwerk die Substanz rauben, sodass es, feingefiedert und oft mit ätherischen Ölen durchtränkt, häufig einen ästhetischen Eindruck auf uns macht.
Dann gibt es solche wie die Nachtschattengewächse Wolfsmilch oder Schirling, die von den einströmenden, planetarischen Seelenkräften praktisch überwältigt werden. Es scheint, als könnten sie diese Energien kaum verkraften oder verarbeiten. Die Blätter werden blass, schlapp und riechen abstoßend (wie beim Schierling), sie gabeln sich oder nehmen eine ungewöhnliche Starre an (wie bei den Wolfsmilchgewächsen). Derartige astralisierte, von kosmischen Licht- und Feuerenergien »vergewaltigte« Gewächse entwickeln einen ungewöhnlichen Stoffwechsel, sie reagieren mit der Bildung von Alkaloiden - das sind Abbauprodukte des Eiweißes -, sie werden »giftig«. Der Habitus dieser astralisierten Pflanzen wirkt verkrampft. Sie geben einen warnenden Geruch von sich oder die Blüten lodern entzündlich auf wie ein Feuerwerk. Oft sind diese Blüten tiefschlündig, grellfarbig oder sonstwie »bizarr«. Die Beseelung solcher Pflanzen ist dermaßen stark, dass sie etwas Tierhaftes an sich haben. Auch im menschlichen Mikrokosmos - wenn dieser sie als Droge zu sich nimmt - entfalten sie häufig eine starke seelische, sprich, psychoaktive Wirkung. Oft eignen sie sich als vorzügliche Genussmittel - Genießen ist eine seelische Fähigkeit. Meist wirken sie auch auf die Reproduktionssphäre, auf den sexuellen Trieb des Menschen, denn im Sexus - nicht im Kopf, wie es der moderne Aberglaube will - ist der Mensch am stärksten beseelt. Zugleich haben stark astralisierte Pflanzen eine dämpfende, hemmende Auswirkung auf die menschliche Vitalität, denn das Seelische zehrt von der Lebenskraft. Viele von ihnen können

die Seele gar aus dem Körper herausheben, herauspusten. Sie können – in zu starker Dosierung – töten.
Das Bilsenkraut ist eine solche stark astralisierte Pflanze. Zuerst, nach dem Keimen, bringt es fleischige Blätter, voller Kraft und Saft, hervor. Sehr früh aber wird die krautige Pflanze von der kosmischen Astralität ergriffen. Der Blühimpuls macht nicht halt am oberen Ende des Stengels, wie es bei den gewöhnlichen Pflanzen, den Gänseblümchen oder Sonnenblumen, der Fall ist. Nein, er überrumpelt die Pflanze regelrecht. »Der Blütenprozess ist tief eingesenkt, eingepresst in das eben erst entstehende Blatthafte« (PELIKAN 1975:174).

Ja, das Bilsenkraut ist giftig. Die meisten Menschen haben Angst davor. Symptome der Vergiftung sind unlöschlicher Durst, Kopfschmerzen, Schwindel, Übelkeit, Wahnsinn, Muskelstarre, Koma, Atemlähmung und schließlich der Tod. Mit Teufel und Hexen wird das unheimliche Gewächs assoziiert. Wer würde sich schon solch ein Kraut einverleiben wollen?
Für unsere heidnischen Vorfahren, für die weisen Frauen und Schamanen, war das Bilsenkraut jedoch ein Schlüssel zum Tor in die Anderswelt. Die im richtigen Umgang Unterwiesenen konnten damit das Totenreich besuchen, die Göttersphären oder auch die Elementarwelt. Es war – wie wir gleich sehen werden – die Zauberdroge, die es ermöglichte, hinter der äußeren Erscheinungswelt im Bereich der Ursachen zu agieren, es war Flugkraut und Liebesmittel. Der trockene Rachen, verschwommenes Sehvermögen, heiße, trockene Haut – alles Zeichen der Aktivierung des sympathetischen Nervensystems – wurden in Kauf genommen, um sich mit seiner Hilfe in Tiere zu verwandeln, durch die Lüfte zu fliegen und die Innenseite der Welt zu erkunden (STORL 1993:304).

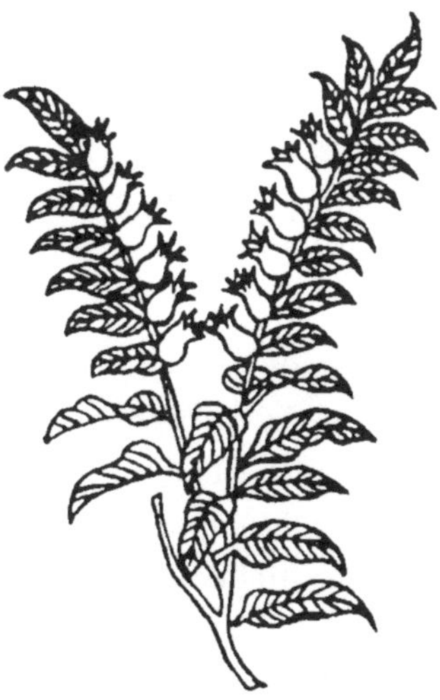

Heute weiß man kaum mehr etwas über die korrekte Dosis und Anwendung. Angst- und machtbesessene, behördlich sanktionierte Fanatiker (die kirchlich-staatliche Inquisition) haben die letzten Wissenden verfolgt und umgebracht. Was bleibt, ist ein ziemlich verworrenes, von Aberglauben durchsetztes Bild von der Wirkung der Pflanze.
Um die drastische Toxizität des Bilsenkrauts zu illustrieren, greifen fast alle, die über das Thema schreiben, auf ein Zitat aus SHAKESPEARES »Hamlet« zurück. Der dänische König, Opfer eines Anschlags – ihm wurde der giftige Saft des Bilsenkrauts ins Ohr geträufelt –, erscheint seinem Sohn als Geist und sagt:

Da ich im Garten schlief
Wie immer meine Sitte nachmittags,
Beschlich dein Oheim meine sich're Stunde
Mit Saft verfluchten Bilsenkrauts im Fläschchen,
Und träufelt' in den Eingang meines Ohrs
Das schwärende Getränk; wovon die Wirkung
So mit des Menschen Blut in Feindschaft steht,
Daß es durch die natürlichen Kanäle
Des Körpers hurtig wie Quecksilver läuft
Und wie ein saures Lab, in Milch getropft,
Mit plötzlicher Gewalt gerinnen macht
Das leichte reine Blut ...
So ward ich schlafend und durch Bruderhand
Um Leben, Krone, Weib mit eins gebracht ...
(»Hamlet«, 5. Szene)

Soweit die Übersetzung des englischen Dramatikers durch AUGUST WILHELM SCHLEGEL ET AL. Was er als »Bilsenkraut« übersetzt hatte, heißt im Original *Hebenon*. SHAKESPEARE hatte den Begriff »Juice of Hebon« von Marlow abgekupfert. Hebon, ein altes Wort für die Eibe (*Taxus*), war im elisabethanischen Zeitalter der Inbegriff eines tödlichen Gifts überhaupt. In dem Kräuterbuch von LYTE, geschrieben um diese Zeit (1578), heißt es, »man braucht nur unter dem Hebonbaum zu schlafen und man wird schwer krank oder man stirbt sogar« (Grieve 1982:398). Der Eibe – sie enthält ein herz- und nervenlähmendes Alkaloidgemisch – kann man diese Giftwirkung wohl eher zutrauen als dem in geringen Dosen eher harmlosen Bilsenkraut. In der Antike träufelten die Ärzte lauwarm gemachten Bilsenkrautsaft sogar absichtlich ins Ohr, denn »das behebt wunderbar die Ohrenschmerzen; und wenn es Würmer gewesen sind, so tötet er sie« (Pseudo-Apuleius, 5. Jh. n. Chr.). Gelegentlich liest man, dass der englische Massenmörder Dr. Crippen mit dem Kraut eine ganze Reihe von Frauen getötet haben soll. Aber das kann ebenso wenig stimmen wie die Vermutung, die rasenden, tätowierten, nackten keltischen Krieger hätten ihre Wurfspeere mit dem Bilsenkrautsaft behandelt. Dr. Crippen standen schneller und besser wirkende Gifte als das *Hyocinin* zur Verfügung, und die Kelten benutzten wohl eher den Saft des viel tödlicheren Eisen- oder Sturmhuts (*Aconitum* spp), um Feinde tödlich zu verwunden.

Behandlung bei Vergiftung

Als Gegenmittel bei Bilsenkrautvergiftung wird eine Magenspülung vorgenommen, Tierkohle eingenommen und Physostigmin (Eserin, ein Hauptalkaloid der Calabrabohne) bis 0,01 Gramm gegeben, welches durch Cholinesterasehemmung parasympathikomimetisch wirkt (Buff/von der Dunk 1988:322). In der Antike galt Eselsmilch als Gegenmittel. In einem alten Kräuterbuch heißt es: »So man durch innerlichen Gebrauch des Dollkrauts sich Schaden gethan, kann man hiervor Ziegenmilch, Meth, Nessel- oder Kürbissamen, Zwiebeln, Knoblauch, Rettig oder Radieß in Wein einnehmen« (Schiering 1995:81). Die heutige Volksmedizin verschreibt als Antidotum Wermut und Kümmel in Wein gesotten, reichlich getrunken, drastische Brech- und Abführmittel, und danach viel starken, schwarzen Kaffee (Willfort 1997:599). Erfahrene Hexen jedoch, die vom Bilsen-Trip herunterkommen wollen, halten sich angeblich einige Fliegenpilzhüte (*Amanita muscaria*) bereit, denn diese haben genau die entgegengesetzte Wirkung auf das vegetative Nervensystem: Die Pupillen verengen sich wieder, Speichel, Schweiß und Körpersäfte fließen wieder – der Parasympathikus kommt wieder in Gang. Auf keinen Fall sollen, wie hier und da angegeben, Morphin oder Opiate als Antidota gegeben werden, denn das könnte die Atmungsfähigkeit beeinträchtigen.

Nomen est Omen

Jedes Wesen, ob Stein, Tier oder Mensch, hat seinen eigenen Namen. Dieser Name ist nicht, wie die Gescheiten heute glauben, willkürlich oder zufällig gegeben, sondern er gehört zu der Wesenheit, wie die weiße Kälte zum Schnee, wie das Rot zum Blut, wie der Lichtschein zum Feuer. Der wahre Name stimmt mit dem Wesen eines jeden Dinges überein. Als *Nama-Rupa* bezeichnen die indischen Weisen diese Erkenntnis (GOTTWALD 1999:250).
So auch bei unseren schweigsamen, wachsenden, grünen Brüdern und Schwestern. Will man eine Pflanze kennenlernen, dann setze man sich still zu ihr hin, betrachte sie – so etwa, wie man eine Geliebte oder einen Geliebten betrachtet –, schnuppere an ihr und berühre sie sanft, koste ein Blättchen, ein Wurzelstückchen. Auch wo sie wächst, den Standort, an dem sie sich wohl fühlt, sollte man nicht außer Acht lassen. All das ist wichtig, aber erst, wenn man weiß, wie sie heißt, hat man einen Schlüssel zu ihrem inneren Wesen. Irgendwann stößt man zufällig auf den Namen der noch unbekannten Pflanze, jemand sagt es einem oder man schaut in einem Bestimmungsbuch nach. Neben der offiziellen wissenschaftlich-lateinischen Bezeichnung hat jede Region, jede Provinz, jede Sprachgemeinschaft – in den Bergen praktisch jedes Tal – eine mundartliche Benennung. Manchmal ist es die Pflanze selber, die dem Suchenden ihren Namen im Traum oder als plötzliche Eingebung zuflüstert. So erfahren viele Pflanzenschamanen die heiligen Namen. Meine Erfahrung ist es, dass man dem Charakter einer Pflanzenpersönlichkeit ganz nahe kommt, wenn man sämtliche Namen, mit der eine Pflanze benannt wurde, zusammen betrachtet.

Jede Pflanzenart hat ihre eigentümliche Urschwingung. Diese Schwingung ist das Urmantra der Pflanze, ist ihre Klanggestalt, ihr Lied oder, wie es die südamerikanischen Pflanzenschamanen nennen, ihr *Icaros*. Wenn sich der geistige Archetypus der Pflanzenart in der diesseitigen Dimension physisch verkörpert, zerteilt sich seine Schwingung und zersplittert in dieses oder jenes Fragment. Jede Kultur, jedes Zeitalter fängt den einen oder anderen Splitter auf und leitet daraus den profanen Pflanzennamen ab.

Mit den wichtigsten der zahllosen Namen des Bilsenkrauts wollen wir uns nun befassen. Jeder dieser Namen soll ein Schlüssel zum Verständnis dieser magischen und einst heiligen Pflanze sein. Dank an dieser Stelle dem Ethnobotaniker HEINRICH MARZELL, der über Jahrzehnte hinweg in unermüdlicher Sammlerleidenschaft über 125.000 alte und neuere, im deutschsprachigen Raum bekannte Pflanzennamen zusammengetragen hat. Auch vom *Hyoscyamos niger* hat er allein um die 200 Benennungen aufgezeichnet (MARZELL 1972:925). Die wichtigsten Namensgruppen sind folgende:

1. Bilsen, Bülsen, Bilz, Pilsenkraut, Bilmeskraut, Pilsnerkraut u.ä.
2. Tolle Bülsen, Dullbillerkrut, Dulle Dille, Dull Dill, Dodilen u.a.
3. Saukraut, Schweinegift, Saubohnen
4. Schlafkraut, Schlafberlin
5. Altsitzerkraut
6. Zankkraut
7. Teufelskraut, Teufelswurz, Teufelsaugen
8. Hühnergift, Hühnertodt, Gänsegift
9. Totenblumenkraut, Todtenkräutl
10. Hundskraut, Wolffskraut
11. Zahnkraut, Zahnwehkräutl, Roßzahn
12. Nifelkraut

In der Antike wurden die Bilsenkrautarten mit folgenden Namen belegt (RÄTSCH 1995:117). Auch diesen wollen wir hier, als Schlüssel zum Bilsenkrautwesen, nachgehen:

1. Hyoskyamos (Schweinebohne)
2. Dioskyamos (Götterbohne oder Zeusbohne. Zeus ist Götterkönig und Gewittergott des griechischen Pantheons)
3. Pythonion (Pflanze des Erddrachens)
4. Adamanta (die Unbezwingliche)
5. Adamenon, Hypnotikon (die Schlafmachende)
6. Emmanes (die Rasendmachende)
7. Typhonion (Typhon, ein riesiges Ungeheuer mit hundert Drachenköpfen und Schlangenfüßen, ist Sohn der Erdmutter Gaia und des Tartaros)
8. Asanium, Insana (Wahnsinn)
9. Apollinaris (Pflanze des Apollo)
10. Dentaria (Zahnkraut)
11. Herba symphoniaca (von symphónia, »harmonische Musik«, wie sie etwa der Sonnengott Apollo auf seiner Kithara oder Leier hervorbringt)
12. Herba canicularis, Caniculata (aus caliculata »mit einem Kelch versehen« und angelehnt an canis »Hund«)

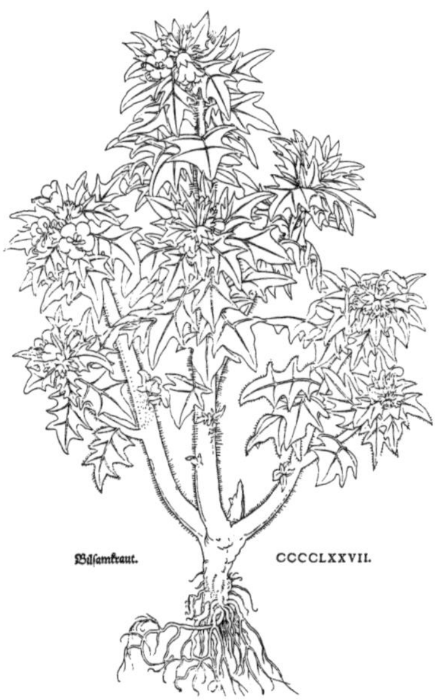

Die heilige Pflanze des Belenos und der Blumengöttin

Ich meditiere das herrliche Licht des Sonnengottes
Möge er unseren Geist erleuchten,
(uns zur richtigen Tat zur rechten Zeit inspirieren)
(aus dem *Gayatri-Mantra*; Rigveda 3,62)

Ich nenne die Sonne
die »ordnende Hand des Lebendigen«.
(Hans-Peter Dürr, Physiker)

Ich sage Euch, ein ganz besonderes Fest
sind die Reichtümer Beltaines,
Bier, Kraut, süße Milch
und Dickmilch auf dem Feuer.
(Hibernica Minora)

Der Name *Bilsen* geht auf eine keltische Wurzel zurück. *Bilisa* und *Belenuntia* (auch Bilinuntia, Belinuntia, Bellanotem, Bellinotem) hieß es bei den Galliern, dem Volk des Asterix und Miraculix (Höfler 1911:274). Es war das Kraut des keltischen Sonnengottes *Beal, Bel* oder *Belenos*. Die Nordgermanen kannten diesen Lichtgott, den Gatten der Pflanzengöttin, als *Baldur*, *Baldr*, auch *Phol* und *Beldeg* (angelsächsisch). Der keltische Name für die Pflanze verbreitete sich - wahrscheinlich mit dem Kult des Belenos-Baldur - über das ganze heidnische Europa hinweg zu den Germanen, den Slawen, den Balten und sogar den Römern. Als *Bilisa* kannten die Goten das Kraut, als *Beolene*, *Belene* oder *Henbell* die Angelsachsen, als *Bylne* oder *Bulurt* die alten Dänen, als *Bulma* oder *Bolmört* die Schweden. *Bilina* hieß die Pflanze auf Mittelniederdeutsch. *Velesa* hieß es

bei den Katalanen, *Beleño* heißt es noch heute in Spanien. Bei den Slawen heißt es *Belena* (russisch), *Blen*, *Blin* (tschechisch, sorbisch). Die Römer nannten es unter anderem *Apollinaris*, das Kraut des Sonnengottes *Apollo*. Apoll (*A-Bel*) ist jedoch kein anderer als Bel. Noch in der römischen Provinz Gallien wurde der Lichtgott, als Heiler und Hüter der heilenden Quellen, als Apollo-Belenos verehrt. Bis heute noch schwören die Mediziner beim hippokratischen Eid auf »Apollon den Arzt«.
Apollo – so hieß es in der Antike – sei ursprünglich eine hyperboräische Gottheit gewesen. Die Hyperboräer (*hyper* = jenseits; *boreas* = Nordwind) waren jene Völker, die in den fernen Ländern jenseits der Alpen wohnten, aus denen der Nordwind bließ. Und wer sollte das anderes sein als die Kelten? In der wilden Bergeinsamkeit, unter den steilen Felsen des Parnaß-Gebirges, befand sich die Orakelstätte von Delphi, ein Hauptort des Apollon-Kultes. Hier hatte der strahlende Heldengott den schrecklichen Erddrachen *Python*, der das Traumorakel der *Gaia* bewachte, getötet. Fortan war er es, der durch den Mund der Priesterin Pythia sprach. Auf einem Dreifuß sitzend, die Schläfen mit einem Lorbeerkranz umwunden und von Rauch und Dämpfen umhüllt, die aus einem Erdspalt emporquollen, verkündete die Pythia zuckend und mit »rasendem Munde« ihre Prophezeiung. Die Pflanze, deren Rauch die sibyllische Ekstase hervorrief, war am ehesten das Bilsenkraut (RÄTSCH 1991:96). Die antiken Namen des Bilsenkrauts, *Apollinaris*, *Pythonion* und *Prophetenkraut*, deuten das an.

Wer war nun dieser Bel oder Belenos und was bedeutet sein Name? **Bhel* ist ein altindogermanisches Stammwort mit der Bedeutung »weiß«, »glänzend«, etwa wie die Sonne im Lenz, aber auch »wissend«, wie es etwa die Weißhaarigen sind. **Bhel* bedeutet auch »aufschwellen«, »aufblasen«, »blühen«, »prall sein«, »mit magischer Macht gefüllt«. Dieser Wurzel verdanken wir Worte wie Ball, Bolle und Balg; auch *Phallos* (griechisch = das pralle männliche Glied), *Balls* (englisch = Hoden), *Belly* (englisch = Bauch, wie bei einer Schwangeren) und

Bulle, gehören dazu.[1] Der Bulle ist der archetypische Begatter, der Befruchter der Herde, der Befruchter der Erde. Er ist das Reittier der großen zeugenden und überzeugenden Götter wie etwa Zeus, Dionysos und Shiva. Ein von Stieren gezogener Wagen oder der Stier als Reittier war in archaischen Zeiten Attribut verschiedener Himmels-, Sturm- und Sonnengötter: Das Brüllen des Stiers verkörpert Donner, Regen und Fruchtbarkeit (Cooper 1986:185). Ein weißer Stier versinnbildlicht in allen indoeuropäschen Mythologien das männliche Prinzip in der Natur, die solare zeugende Kraft. Die keltisch-druidischen Barden beschrieben die Sonne als Stier und die Erde als Kuh. Die schleimigen weißen Beeren, die die Mistel im Winter hervorbringt, galten als Spermatropfen des kosmischen Befruchters, die auf die Erde herabtropfen. Beim rituellen Ernten der Mistelzweige, mit einer vergoldeten Sichel, opferten die Druiden zugleich immer zwei mit Blumenkränzen geschmückte weiße Stiere.

Das europäische Medizinrad

Wollen wir das Wesen des Bilsenkrautes verstehen, werden wir weit ausholen müssen und ausloten, was es mit dem fast vergessenen keltischen Sonnengott auf sich hatte. Es gibt ein alteuropäisches »Medizinrad«, ein Jahreskreisrad mit acht Speichen, das den Gang der Sonne und des Mondes durch den Tierkreis sowie das mit dem kosmischen Zyklus verbundene jährliche Werden und Vergehen der Vegetation darstellt. Schon die ersten neolithischen Brandroder und Hackbauern richteten das landwirtschaftliche Jahr und ihre Bräuche nach diesem Rad der Natur. Die Kelten haben es lediglich übernommen. Das Rad markiert die vom Sonnenlauf bestimmten, unverrückbaren Kardinalpunkte des Jahres: die Frühlings- und Herbst-Tagnachtgleichen, die Winter- und Sommersonnenwenden. Dazwischen befinden sich vier – heute als »Hexenfeiertage« oder »Kreuzvierteltage«

[1] Vermutlich gehört auch Apfel (*A-Bel*, keltisch = *Aval*) zu der Begriffsgruppe. Die pralle runde Frucht galt als Nahrung der Toten, konnte Tote zum Leben wecken. *Avalon*, »das Apfelland« war das keltische Land der Seligen. Die Sonne wurde dichterisch und mythologisch als goldener Apfel dargestellt. In der Antike war der Apfel dem Apoll geweiht.

bezeichneten – Vollmondfeste, die von späteren Kalendermachern auf den 1. Februar, den 1. Mai, den 1. August und den 1. November fixiert wurden. Diese acht kalendrischen Punkte markierten zugleich die Schritte des Götterpaares, des Sonnengottes und der Vegetationsgöttin im Reigen des Jahres. Bei jedem Schritt verwandeln sie sich. Nicht verschiedene Gottheiten, sondern verschiedene Aspekte des Götterpaares finden in den einander folgenden Zeiträumen innerhalb des Kreises jeweils ihren Ausdruck.

Hier nun eine flüchtige Skizzierung dieses Rades:

1. Zum Februarvollmond erscheint die Pflanzen- und Naturgöttin als weiße Jungfrau. Ihr Gefährte ist der als Bär (oder Hirsch) vermummte Sonnengott.
2. Zur Frühlingstagnachtgleiche tritt das Götterpaar stärker in Erscheinung. Die sprossende, sprießende Natur wird gefeiert, die Saaten ausgesät.
3. In der Zeit um den Maivollmond verwandelt sich die Göttin in eine blumengeschmückte Braut. Der Sonnengott, der sich mit ihr vermählt, tritt nun als strahlender, junger Lichtheld auf, als Königssohn, der seine Herrschaft antritt. In diesem Aspekt kannten ihn die Kelten – vor allem in Gallien, Norditalien und den Ostalpen – als *Belenos*, »den Hellen«, »den Glänzenden«. Alte Ortsnamen wie Belvidire, Bellaire, Bellvue, Pyrebelle, Aiguebelle, Beaune (Stadt im französischen Rhônetal) erinnern an den Kult des Gottes. Auf den *Belchen* – drei kultisch miteinander in Beziehung stehende Berghöhen im Elsaß, im Schwarzwald und im Baselbiet – wurden in heidnischen Zeiten die Maifeuer zu Ehren des Belenos entfacht.
4. Zur Mittsommerwende, wenn die Göttin mit der Saat und den Jahresfrüchten schwanger geht, erreicht Belenos den Höhepunkt seiner Macht und Herrlichkeit. Nach der Sonnenwende verliert er an Kraft. Im Spätneolithikum und in der Bronzezeit wird der Eichenkönig, ein Jüngling stellvertretend für den Sonnengott, zu Mittsommer geopfert. (Im nordgermanischen Mythos wird der Baldur vom listenreichen Loki getötet und sinkt, auf dem Scheiterhaufen verbrannt, sterbend in die Unterwelt.)

5. Zum Vollmond im August, wenn das erste Korn geschnitten wird und die Tage merklich kürzer werden, endet die Herrschaft des Belenos. Nun tritt der feurige Meister, der kluge *Lugh* (Loki), der alles zum Ausreifen und zur Vollendung bringt, an seine Stelle, derweil die Göttin die Gestalt der beleibten Matrone mit dem Füllhorn annimmt. Beim Fest des Lugh werden die heilenden und die psychoaktiven Kräuter der sich nun zurückziehenden Göttin geweiht.
6. Die Herbsttagnachtgleiche ist Höhepunkt der Erntefestlichkeiten.
7. In den »heiligen Nächten« (englisch Halloween) des Novembervollmondes verwandelt sich der Sonnengott zum Totengott Samain, zum Unterweltsgott, zur »Scharzen Sonne«. Mit der Göttin, die nun die Gestalt einer alten Hexe und Totengöttin annimmt, ziehen sie sich tief in die Erde zurück. In den Tiefen hüten sie die Samen und die Seelen der Toten. In diesen düsteren, nebeligen Nächten gehen die Toten um. Nicht alle galten als harmlos. Um sich zu schützen, trugen die Briten Knoblauch und Bilsenkraut, oder auch die Engelwurz (*Angelica*) - diese mehr um den Schutz der Guten anzuziehen, als um das Böse abzustoßen (Nichols 1998:128).
8. Zur Wintersonnenwende wird der Sonnengott als Lichtkind im Schoß der Erde, am Urbrunnen unter den Wurzeln des Weltenbaumes wiedergeboren (Storl 1996:63).

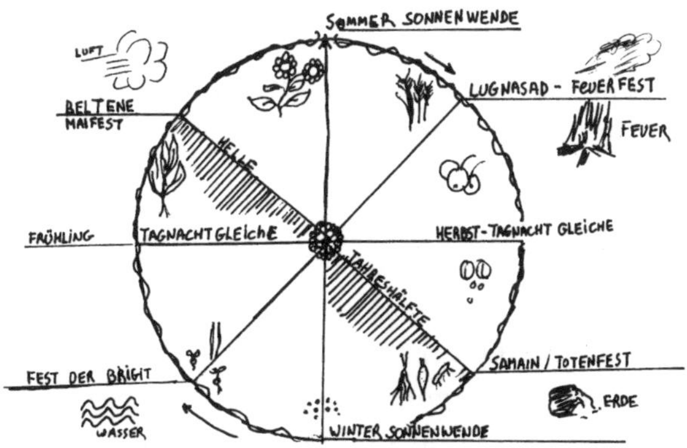

Das alteuropäische Medizinrad

Beltaine (*tine* = »Feuer«; also, das Feuer des Belenos) nennen die Inselkelten das wonnige Maifest, jenes Vollmondfest, das den Beginn der lichten, warmen, sommerlichen Jahreshälfte (altirisch *an ghrian mor* = »die Größere Sonne«) markiert. Im Jahrskreis ist das Belfeuer diametral dem *Samain* (Halloween), dem gruseligen Vollmond der Toten, entgegengesetzt. Das Vieh kommt nun endlich wieder auf die Weide, alter Winterkram wird in einem Freudenfeuer verbrannt, heiliges Quellwasser (Osterwasser) wird geschöpft, heilkräftiger Tau wird gesammelt und man nimmt Verjüngungsbäder mit duftenden stärkenden Kräutern.

In heidnisch-keltischen Zeiten galt das Maifest als das Hochzeitsfest der Göttin mit Belenos. Der Kuckuck, der Herold des Götterpaars, ruft und lädt alle Geschöpfe zum Freudenfest. Der Weißdorn - das Brautkleid der Göttin - steht nun in voller weißrosa Blütenpracht.

Menschen, Tiere und Vegetation, von dem Wunder der erwachenden Natur ergriffen, geraten in Ekstase. Jung und alt ziehen hinaus in die Wälder und auf die blühenden Matten, um das holde Götterpaar zu empfangen. Dieses - leibhaftig dargestellt durch den ansehlichsten Burschen und die schönste Maid - hält feierlichen Einzug ins Dorf. Der sauber geschälte Stamm einer Birke oder Fichte wird aus dem Wald geholt und, von geschmückten weißen Ochsen gezogen, ins Dorf gebracht (Stubbes 1583). Dort in der Dorfmitte wird er als riesiger Phallos aufgestellt. Seine noch grün belaubte Spitze durchragt - wie das *Lingam* die *Yoni* - einen geflochtenen Kranz aus grünem Laub und Frühlingsblumen. Der Kranz ist mit Zeichen der Fruchtbarkeit geschmückt, mit bunten Eiern und flatternden Stoffbändern, die mit Opferblut rot gefärbt sind. Es ist der Jungfernkranz der jugendlichen Göttin; es ist das Blut der Entjungferung und zugleich das monatliche Blut der Fruchtbarkeit. Die Menschen tanzen frohe, ausgelassene Reigen um diesen Maibaum, singen, festen und bauen sich Liebesnester - »Minneburgen« (*Châteaux d'amour*) hießen sie noch im Mittelalter - im Wald und auf den duftenden Wiesen.

Alle Völker, die sich nicht wie wir Modernen in einer künstlichen Umwelt aus Plastik, Glas, Elektronik und Zement verpanzern, kennen ein solches Mitgerissenwerden, ein Überwältigtwerden von dem terrestrisch-kosmischen, göttlichen Tanz der Natur. Sie kennen alle den makrokosmischen Eros, der besonders im Frühling die Lebewesen über sich hinaushebt und in die ekstatisch rasende, wonnevolle, fruchtbarkeitsbringende Lust treibt. Und alle Naturvölker haben, als Geschenke der Götter, ihre Rauschmittel, die den ganzen Stamm aus der Alltäglichkeit, aus den kulturellen Programmierungen herausheben und die Pforten zur Götterwelt öffnen. Bei unseren keltisch-germanisch-romanisch-slawischen Vorfahren war das dem Sonnengott und seiner schönen Braut geweihte Bilsenkraut dieses Mittel zur Ekstase. Bier war – wie wohl jeder inzwischen aus den Asterix-Comics weiß – das heilige Getränk der Kelten. Sie hatten die Braukunst perfektioniert und sogar das heute noch gebräuchliche Bierfass erfunden. In der geschlechtlichen Arbeitsteilung der keltischen Kultur gehörten Heilkunde und Salbenrühren, Backen und Bierbrauen zum Aufgabenbereich der Herrin des Hauses. Sie braute das tägliche Bier – ein eher schwaches, obergäriges Gerstengebräu, ähnlich dem *Chang*, den tibetanische Frauen noch immer brauen. Zu Feier- und Festtagen wurde – wie bei vielen anderen Naturvölkern – ein außergewöhnlich starkes Bier gebraut, ein Bier »mit Hörnern«, ein echtes Bockbier, ein geil- und tollmachendes Aphrodisiakum. Für ein solches Bier hielt man Bilsenkraut und andere Zauberkräuter bereit.

Bildekräfte

Im Wonnemonat Mai begattet Belenos mit seinem Lichtspeer, seinem aus durchdringenden Sonnenstrahlen bestehenden, potenten Phallos, die dunkle, kühle, feuchte, empfängliche Erde. Der schöne Gott, in voller Kraft und Jugendblüte, ist Träger und Vermittler der formenden, aufbauenden kosmischen Lichtkräfte, die das amorphe, energiegeladene, dunkle Chaos der Erdmaterie ordnet, richtet und harmonisiert. (Das griechische Wort *Kósmos* bedeutet just das: Ordnung, Anstand, Schmuck, Weltordnung – daher übrigends auch »Kosmetik«

von *kosméin* = ordnen, schmücken, herrichten.) Sein weißes (**bhel*) Licht ordnet, formt und strukturiert die aufsprießende Vegetation zu wunderschönen, harmonisch-geometrischen, lebendigen Gebilden. In wachsender, stetig wandelnder Metamorphose hebt er die Pflanzen – entgegen dem Sog der irdischen Schwerkraft – in die kosmische Leichtigkeit empor, bis sie selbst als kostbare Mandalas wie kleine, farbenfrohe Sonnen erblühen. (Im Verblühen und Versamen, dann, übergibt Belenos sie den feuerigen Reifekräften des Lugh, der im heißen Augustmonat an seine Stelle tritt.)

Was nicht von dem ordnenden Licht des Sonnengottes erreicht wird, wie etwa die im dunklen Keller vergessene Kartoffel oder die Pilzmyzele tief unter dem Erdboden, das bleibt amorph, ungestaltet.[2] Sobald aber ein Lichtstrahl die dahinschlängelnden, bleichen Kartoffeltriebe erreichen, richten sie sich auf und nehmen ihre arttypische geometrische Form an. Sogar die Pilze, wenn sie sich als Fruchtkörper über die Erde erheben, nehmen im Licht des Tages schöne Formen und bunte Farben an.

Auch der Mensch, der nicht von der Strahlenkraft des Belenos berührt wird, bleibt in Dunkelheit befangen. Unfruchtbar, bleich, grau, freudlos und häßlich wird er sein – wie die alte böse Hex' aus dem Märchen – und bald vom Chaos und dem Tod eingeholt. Dazu aber ist das große Maifest da, dass die Menschen im Licht des Sonnengottes aufblühen, im Wasser heiliger Quellen sich reinigen und dabei glücklich werden und fruchtbar in Leib, Geist und Seele.

Die Völker des gesamten indogermanischen Kulturkreises verehrten diese gestaltende Kraft, die durch Belenos dem Sonnengott personifiziert wird, als heilig. *Bil* (oder *Bhil*, *Bel*) hatte für diese Völker eine ähnliche – jedoch nicht identische – Bedeutung, wie das *Wakanda* der Sioux, das *Mana* der Polinesier, das *Orenda* der Irokesen, das *Él* der Hebräer, das *Baraka* der Araber oder wie immer auch die durch-

---

[2] Auch für die moderne Physik stellt die Sonne die ordnende Kraft der Evolution dar. Erwin Schrödinger, Nobelpreisträger für Physik, vermutete schon 1933, dass sich die Organismen auf einer hohen Ordnungsstufe halten, indem sie die Ordnung aus der Umwelt »aufsaugen«. Letztlich ist es das Sonnenlicht, das die Ordnung schafft.

dringende magische, dynamische, übernatürliche Kraft bezeichnet wurde (De Vries 1993:77). *Bil* bezieht sich auf eine geistige Wesenheit, ebenso wie auf diese unpersönliche, übernatürliche Kraft (Pfeifer 1997:137). Als *Bilewit*, »den Gütigen, Milden und Gleichmütigen«, riefen die Angelsachsen und die anderen germanischen Stämme den Schöpfer und die Götter an. Nach der Bekehrung übertrugen sie das Wort auf Christus, die »geistige Sonne«, später dann auf die Engel und zuletzt, als Euphemismus, auf einen Naturdämon. Als *Bilidi* bezeichneten sie ein Wunderzeichen. Auf den *Bilwis*, ein Wesen im Besitz von wundersamem Wissen, werden wir später noch zu sprechen kommen. *Bil* ist die schaffende, prägende Kraft. Das althochdeutsche *Bilidâri* (Bilideri) bezeichnet den Bildner, den Gestalter, den Schöpfer. Biliden bedeutet »formen, gestalten, verzieren, vorstellen«; *billih* bedeutet »wunderkräftig, wirksam, recht passend«. Noch immer verbirgt sich ein ganzer Bedeutungskomplex in Wörtern wie Urbild, Ebenbild, Vorbild, Gebilde. In Bayern ist ein urbildlicher Mann ein echtes Mannsbild, eine richtige Frau ein echtes Weibsbild. Und dort, wo sich das Numinose manifestiert hat, errichtet man einen *Bildstock*. Was recht und *billig* ist, ist angemessen, was unrecht ist, bezeichnet man als *Unbill*. »Bilden« nennt man die geistig-seelische Formung des Menschen. Im Mittelhochdeutschen bedeutet *einbilden*: »einprägen, in der Seele abbilden, sich etwas vorstellen«. So etwa »bildet sich Gott in der menschlichen Seele ein« und – so Hermann de Vries – bildet die Bildzeitung das Weltbild der Bundesbürger.

Die Kräfte der Sonne, die im Jahreslauf die Vegetation aufbauen und gestalten, bezeichnete Rudolf Steiner als *»ätherische Bildekräfte«*. Mit dieser Formulierung verrät der Anthroposophen-Guru ein feines Gespür für den Geist der Sprache. Es sind solare Bildekräfte, von den Pflanzen vermittelt, die unsere Nahrung zu Lebensmitteln machen und uns die Formkräfte zur Erhaltung und Gestaltung unseres physisch-körperlichen Lebens vermitteln. Es sind dieselben aufbauenden, ätherischen Bildekräfte, die dann in einer weiteren Verfeinerung die inneren Bilder, die Imaginationen der Seele, in uns formen. Diese Kräfte sind es auch, die uns befähigen, die Intuitionen (die Einge-

bungen) und die Inspirationen, die uns die Götter zukommen lassen, dingfest zu machen und vor dem inneren Auge bildhaft zu vergegenwärtigen. Die formgebende Macht des Gottes Belenos ist also nicht nur eine Macht, die das Leben der äußeren Natur morphisch gestaltet, sondern sie strukturiert auch unser inneres Leben.
Die Sonne gliedert unsere Tages- und Jahreszeitrhythmen - unsere Lebensrhythmen. Belenos oder Apollo ist auch der Heiler, da er den kranken, degenerierten, entarteten, verwundeten, erstarrten, entstellten Körper wieder zu seiner archetypischen Gestalt zurückführt und uns unseren natürlichen Rhythmus wiedergibt. Nach klassischer Ansicht hütet Apoll mit seinem Lichtspeer die Klarheit der Quellheiligtümer - die Yoni oder Schöße der Erdgöttin - in denen sich das Leben erneuert und aus denen heilendes Wasser geschöpft wird. Belenons-Apoll, der auch mit einer Leier dargestellt wird, ist ferner Hüter aller Künste - der Poesie und der Musik -, die die Menschenseele harmonisch prägen und bilden. Sein Licht bringt verborgene Konturen zum Vorschein. Sein Zaubergesang ruft Mögliches ins konkrete Dasein. Seine Klarheit tastet in unsichtbare, zukunftsschwangere, im Werden begriffene, ätherische Bereiche hinein und macht Künftiges erkenntlich. So ist er folgerichtig auch Schutzherr des wahren Sagens, des Wahrsagens, der Prophetie, des Hellsehens. Er ist das Licht des Sehers (BOTHEROYD 1995:20).

Das Bilsenkraut ist auf innigste Weise mit Belenos und seiner gestaltenden Macht und Magie verbunden. Es ist eine pflanzliche Verkörperung des Gottes. Er ist der *Deva*[3] dieses delikaten Nachtschattengewächses.
Das Kraut des Belenos läßt - wie der Ethnobotaniker und Schamane Christian Rätsch treffend schreibt - Bilder in der Seele aufsteigen, die sich zur mystischen Schau verdichten (RÄTSCH 1996:132). Der Genuss von Bilsenkraut, schreibt Philon von Alexandrien, »läßt im Menschen die Sonne des (alltäglichen) Bewußtseins untergehen und im Licht des

[3] Deva, aus dem Sanskrit, »eine himmlische, leuchtende, göttliche Wesenheit«. In diesem Fall der »Pflanzenengel«.

Göttlichen verschwinden, so daß göttlicher Wahnsinn über ihn kommt«. Oder, wiederum CHRISTIAN RÄTSCH, »da das Bilsenkraut das periphere Bewußtsein betäubt, öffnet (der Mensch) sich für das Göttliche« (RÄTSCH 1995:118).
Es ist im wahrsten Sinne ein »Bildekräftekraut«, ein *Entheogen*, das das Göttliche in uns erweckt, sodass die Götter sich in uns »einbilden« können. Es katapultiert die dafür reife menschliche Seele in die jenseitige »andersweltliche« Dimension, wo die Dinge noch plastisch und formbar und noch nicht fixiert sind.

Zur Dosierung

Wie genau das Bilsenkraut wirkt – wie intensiv, wohin es den Menschen trägt, was es mit ihm macht –, kann man nicht einfach so sagen. All das entzieht sich der exakten, »objektiven« Bestimmung. Es kommt, wie inzwischen jeder Psychonaut weiß, ganz auf die *Dosis*, *Set* und *Setting* an (LEARY/METZNER/ALPERT 1964:97). *Dosis* bezieht sich auf die Menge und Qualität der Droge, *Set* auf die psychische und geistige Verfassung des Anwenders und *Setting* auf das gesellschaftliche und physische Umfeld.
Zur Dosisbestimmung: Der Inhalt der stark psychoaktiven Tropan-Alkaloide, vor allem Hysocyamin und Skopolamin, schwankt stark, je nach Standort und Rasse. An sonnigen Stellen wird die Pflanze erheblich mehr Wirkstoffe aufweisen als an schattigen. Da es keinen Durchschnittsmenschen gibt, ist auch die geeignete individuelle Dosierung schwer zu ermitteln. Eine Standarddosierung gibt es kaum. Wie aus der humoralpathologischen Heilkunde hervorgeht, wirkt ein Medikament bei jedem Individuum anders, je nach dem, welches *Temperament* (Sanguiniker, Phlegmatiker, Choleriker oder Melancholiker) oder welche *Humore* (Blut, Schleim, gelbe oder schwarze Galle) vorherrschen. In der indischen, ayurvedischen Heilkunst achtet man ebenfalls darauf, welches bioenergetisches Prinzip oder *Dosha* (Pitta, Kapha, Vata) überwiegt, und auch, wie viel Energie der *Kundalini* dem Individuum zur Verfügung steht.

Bei hochsensiblen Menschen genügt eine Minimaldosis, um die Pforten der Wahrnehmung (oder des Wahnsinns) aufzusprengen. Durch die Droge werden lediglich Kräfte geweckt, die umfassender sind als die der spezifischen Intoxikation, schreibt Ernst Jünger. Sie sind Schlüssel zu Reichen, die der normalen Wahrnehmung verschlossen sind, doch nicht der einzige (Jünger 1990:31). Mir sind sensible Naturen bekannt, bei denen der initiale Eindruck der Droge so stark war, dass sie keiner Wiederholung bedurften. Ihnen wurden die »feinstofflichen Kanäle« bei der ersten Begegnung sozusagen ausgeputzt, sodass sie dann später den Bereich der Anderswelt oder »Astralwelt« oder wie immer in der Tiefenmeditation erreichen konnten. Der Geist der Pflanze, die Bilsenfee erschien ihnen im luziden Traum und vermittelte ihnen das pflanzliche »Sakrament« in nichtmaterieller Form. Die Wirkung ist die gleiche, wie wenn man die Pflanzensubstanz physisch einnimmt, nur etwas feiner und ohne Intoxikation (Vergiftungssymptome). Diese Art, die verborgenen Pfade eines Pflanzendevas zu gehen, setzt jedoch Reife und Kenntnis der Seele voraus.

Unterschiedlich ist die Wirkung auch je nach dem, wie man das Bilsenkraut zu sich nimmt:

a) Man kann das getrocknete Kraut rauchen und so über die Lungenmembrane aufnehmen.
b) Man kann es in Zubereitung als Öl oder Salbe über die Haut aufnehmen.
c) Man kann es auch innerlich, über den Verdauungstrakt als Aufguss, als wässrigen Auszug, als Abkochung, in einem alkoholischen Gebräu, oder – wie im Mittelalter – als Kräuterwecken (Brötchen) zu sich nehmen. Hinzu kommt noch die eventuelle synergistische Wirkung anderer Zutaten.

Ein weiterer Aspekt kommt bei den entheogenen Pflanzen allgemein in Betracht. Eine Pflanze ist nur für den analytischen Pharmakologen ein Gemisch aus Wirkstoffen. Für den Schamanen, dessen Augen in die Anderswelt zu schauen vermögen, ist die sichtbare Pflanze lediglich der physische Körper eines ansonsten übersinnlichen Wesens. Die Wirkstoffe sind der »Schatten«, den es in der physischen Welt wirft. Dieses Wesen – in unserem Fall die *Bilsenfee*, der grüne *Billemann*, der *Hyoscyamos-Deva* oder wie immer man es nennen will – agiert von einer »astralen« Dimension aus. Ihm (oder ihr) steht es frei, wen er annimmt, wie oder auf welche Art und Weise er sich offenbart.[4] Dem skeptischen Wissenschaftler oder dem strenggläubigen Christen zeigt er sich ganz anders als dem Schamanen, dem spirituellen Sucher oder dem geistigen Krieger. Aber da sind wir schon beim Set und dem Setting.

Auf jeden Fall ist vom blinden, neugierigen Herumexperimentieren mit Nachtschattengewächsen abzuraten. »Bilsenkraut verursacht Delirien, die mit Visionen und Halluzinationen durchsetzt sind und sich bis zu heftigen Wahnsinnsanfällen steigern können ... Hohe Dosen können den Tod durch Atemlähmung bewirken« (Rätsch 1995:120). Am besten wäre es für denjenigen, der das Bilsenkraut kennenlernen will, sich von einem echten Schamanen, der die Wege der Bilsenfee selbst gegangen ist, in den angemessenen Umgang einweihen zu lassen. Leider sind solche Schamanen in unserem Kulturkreis praktisch ausgestorben. Sie wurden von den Gutmenschen der Inquisition aufgespürt und als Hexen und Hexer allesamt vernichtet. Aber trotzdem können wir den Umgang mit der heiligen Pflanze erneut lernen, indem wir uns behutsam und ehrfurchtsvoll an die Pflanze herantasten. Am besten, man sät sie sich in den Garten, pflegt sie, betrachtet sie liebevoll, meditiert mit ihr, versenkt sich in ihr, achtet dabei auf seine Träume und Gedanken. Man erntet sie schließlich in einem Ritual, wie ich es anderswo ausführlicher beschrieben habe.[5] Schweigend, barfuß, mit offenem Haar, am besten nackt, geht man in den frühesten

[4] Die Bilsenfee ist »ein undefinierbares Wesen, dessen roter Körper von einem neongrünen Schein umgeben ist... Sie läßt sich nicht einfach durch das Rauchen von Bilsenkraut herbeirufen. Sie kommt und geht, wann es ihr paßt, sagt, was ihr paßt, und ich versuche aufzupassen, wenn sie sich zeigt, die Bilsenfee«. (Höhle/Müller-Ebeling/Rätsch/Urchs 1986:121)

[5] Genauere Ausführungen in meinem Buch »*Pflanzendevas – Die Göttin und ihre Pflanzenengel*« (Aarau: AT-Verlag 1997) oder in meinem Beitrag »Der schamanische Umgang mit Pflanzengeistern« in »*Schamanische Wissenschaften*« (München: Eugen Diederichs 1998) nachzulesen.

Morgenstunden, ehe die Sonne über den Horizont steigt. Auf Zeichen achtet man, auf Tiere und Geräusche, vor allem auf die Vögel. Man geht die Pflanze von Westen her an, mit dem Gesicht nach Osten, umkreist sie sonnenläufig, preist sie mit einem Lied oder Mantra, sagt ihr den Zweck des Kommens, opfert ihr Milch, Bier, Blut (oder Ocker) und den weihenden Rauch (am besten aus Beifuß, Wachholder und Mariengras oder Süßgras, die man selber gesammelt hat), nimmt sie, ohne sie mit Eisen zu berühren, weiht sie dem Himmel und der Erde und geht dann mit ihr schweigend nach Hause.
Mit den nicht-menschlichen Mitbewohnern unserer Erde ist das Ritual die angemessene, korrekte Form der Kommunikation. Wenn man tief in den Spiegel der eigenen Seele schaut, wird man erkennen, dass es die Pflanze selber ist, die einem das Ritual, die Worte und das zu ihr gehörige Lied lehrt. Pflanzen sind nach schamanischer Erkenntnis göttliche Wesenheiten, hohe Meditanten, deren Meditation von den dunklen Tiefen der Erde bis hinauf in die fernen Regionen des Sternenkosmos reichen. Wer eine Pflanze wirklich kennenlernen will, wer sie als Brücke zu jenseitigen Dimensionen verwenden will, muß bereit sein, sie als einen *Guru* zu betrachten. Dieser Guru wird seinen menschlichen Schüler, wenn die Zeit reif ist, auch in die richtige Dosierung einweihen. Ohne zwingenden Grund, ohne dass jemand Heilung braucht, ohne daß es notwendig ist, in die »Anderswelt« zu reisen, sollte man das heilige Bilsenkraut nicht zu sich nehmen. Eine derart mächtige Pflanze kann sich – davon wissen alle Pflanzenschamanen zu berichten – an dem Frevler rächen. Bilsenkraut eignet sich kaum als »cheap thrill« für die gelangweilten, genusssüchtigen Gefangenen einer trivialen Konsumkultur.

Der Kessel der Keridwen

Mit Wissen begabt wurde ich
durch den Kessel von Keridwen.
(TALIESIN)

Ein freier Barde bin ich für Elphin.
Meine gewohnte Heimat ist das Land der Cherubim ...
Fast neun Monate war ich im Bauch der Hexe Caridwen.
Erst war ich Gwion, doch am Ende bin ich Taliesin.
(TALIESIN, kymrischer Barde, in »*Hanes Taliesin*«)

Die gestaltgebende, kosmische Lichtkraft eines Belenos-Apollo ist an sich ein Nichts, wäre da nicht eine Göttin, welche die flutenden Energien anlockt, zu sich hinzieht, in ihrem Schoß auffängt, sie mit Substanz und Lebenskraft erfüllt und die Geschöpfe in die materielle Erscheinung treten lässt. Diese Matrix, von den griechischen Philosophen als Urmaterie oder schwarzes Chaos beschrieben, ist das dialektische Gegenstück zum Lichtkosmos. Im Spannungsfeld der beiden werden die ewig bewegten, wechselnden Erscheinungen des Daseins geschaffen.

Dieses Spannungsfeld, diese dynamische Polarität der Gegensätze wurde in den Mythologien der bildhaftdenkenden Völker als kosmologischer Eros beschrieben. Die Göttin in ihrer anmutigsten Gestalt umtanzt den Gott, wie die Planeten die Sonne, wie die dunkle Parvati den ruhenden Shiva. Die Holde schmückt sich, ziert sich, lockt, kokettiert, betört, verführt, spiegelt die Lust und das Verlangen. Jedes Mittel ist ihr recht, um die Vereinigung herbeizuführen. Das Bilsenkraut als Kraut des Liebeszaubers gehört ihr; es gehört der Blumengöttin, die den Sonnenhelden Belenos mit Lust und Wonne ber-

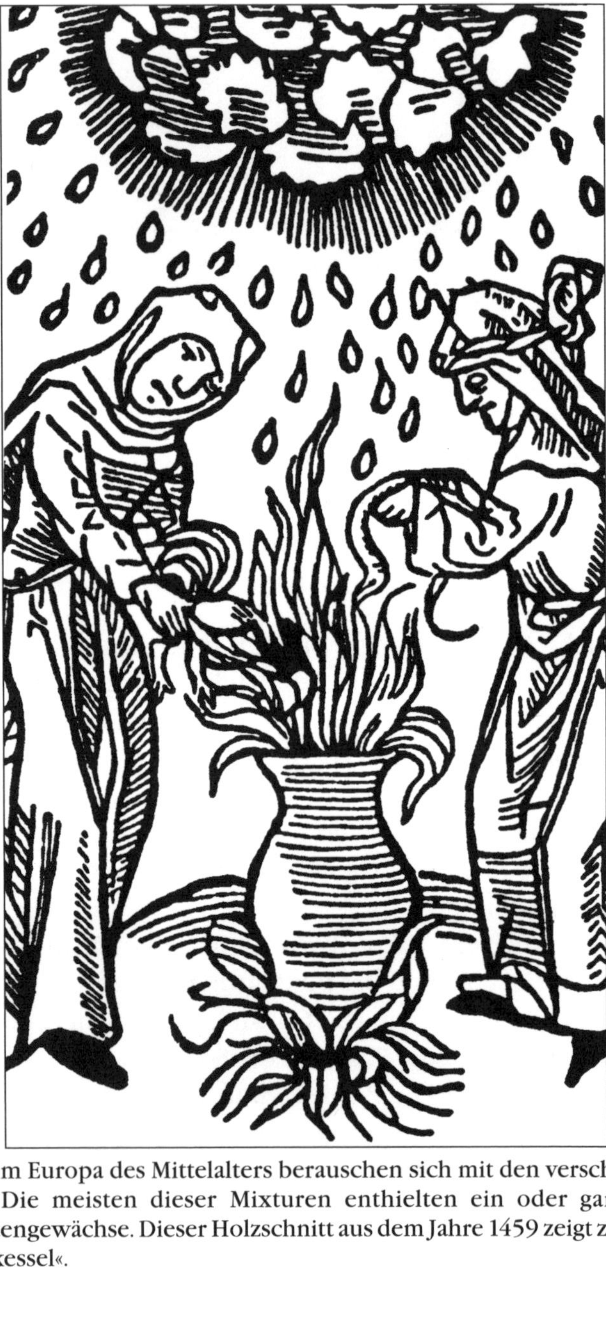

Die Hexen im Europa des Mittelalters berauschen sich mit den verschiedensten Gebräuen. Die meisten dieser Mixturen enthielten ein oder gar mehrere Nachtschattengewächse. Dieser Holzschnitt aus dem Jahre 1459 zeigt zwei Hexen am »Keltenkessel«.

auscht, es gehört der Freya und allen anderen Erscheinungen der Liebesgöttin. Das Kraftkraut kann auch bei Sterblichen die Lust erwecken, die tiefsten Sehnsüchte Gestalt annehmen und Wirklichkeit werden lassen, kann Blockierungen hinwegfegen und am kosmogonischen Eros teilhaben lassen. So gehört es auch allen Jüngerinnen der Aphrodite wie der Kleopatra, der Gattin ihres Bruders Ptolemaios. Mit Bilsenkraut, Mohn und anderen Zauberpflanzen habe sie ihre Liebeselixiere gebraut, mit denen sie Cäsar und später Antonius in aphrodisische Ekstase versetzte. Noch immer räuchern Liebesdurstige mit den Blättern und Samen des Hexenkrauts, rauchen es oder trinken es in Wein eingelegt, um sich sexuell zu enthemmen und in erotischen Universen zu schwelgen (Rätsch 1990:34).

Kessel der Freude, des Lebens und des Todes

Die beiden Hälften des Kosmos, deren einziger Drang die Wiederherstellung des Ur-Einen ist, und aus deren Verlangen die kosmische Wonne und die gesamte Schöpfung entspringt, wurden in den Mythologien der Völker verschieden imaginiert: Es ist das *Yin-Yang* der Chinesen, das *Shiva-Shakti* oder *Lingam-Yoni* der Inder, es ist das Bild der *Gaia* und des *Uranos* der alten Griechen. Es ist ebenfalls im Motiv des aztekischen *Quetzalcoatl*, der Adler und Schlange in sich verbindet, enthalten. Bei den Kelten fand der schöpferische Gegensatz seinen Ausdruck in der Gegenüberstellung von *Feuer* und *Wasser*. Aus diesen beiden Urelementen besteht die Schöpfung. Der Kessel, dessen flüssiger Inhalt durch die Hitze des Feuers in wallende Bewegung gerät, ist deshalb das Symbol der schöpferischen Einheit. Auch der See, in dessen Tiefen das Licht des Sonnenstrahls eindringt, die sprudelnde Quelle, vor allem die Thermalquelle, oder ein mit warmem Blut oder berauschendem Trank gefülltes Gefäß teilten die Bedeutung dieser Symbolik.

Der Kessel war wichtigster Kultgegenstand der Ureuropäer während der Bronzezeit. Jeder Fürst hatte seinen Kessel, in dem das Schweine- oder Ochsenfleisch garte, mit dem er seine Gäste und Verbündeten dermaßen ausgiebig speiste, dass sie nicht anders konnten, als sein Lob zu verkünden und sich zu verpflichten, ihm in kriegerischen Auseinandersetzungen beizustehen. Jeder Häupling hatte seinen Met- oder Bierkessel, indem das berauschende Getränk gebraut wurde, das die Anwesenden jene göttlichen Gefilde schauen ließ, welche die Barden in ihren Liedern besangen. Der Kessel wurden zum Sinnbild der Fülle und der Gastfreundschaft, beides Tugenden des rechtmäßigen Herrschers (Botheroyd 1995:180). Wie Miraculix in den Astrix-Bildergeschichten hatte jeder Druide seinen Zauberkessel, in dem ein magisches Gebräu brodelte, dessen Genuss Mut machen und Kraft geben und die Seelen hierhin und dorthin bewegen konnte.[6] Kunstvoll geschmiedete Kessel wurden als angemessene Gaben zur Versöhnung oder als Freundschaftsgeste untereinander getauscht. Auch wurden sie dem Fürsten, wenn er starb, mit in die Grabkammer gestellt. So wurde dem keltischen Fürst von Hochdorf (bei Stuttgart) ein fünfhundert Liter fassender, löwenverzierter Bronzekessel mitgegegeben, der, nach der Analyse des Bodensatzes, Honigmet enthalten hatte.

Es gab auch – für unsere Begriffe – recht gruselige Kessel: Menschen, die als Opfer für die Götter bestimmt waren, wurden in Kesseln voll Wasser ertänkt. Kriegsgefangenen wurde über Kesseln die Kehle durchgeschnitten und Priesterinnen weissagten aus dem gerinnenden Blut. Ebenso wie die keltischen Fürsten und Magier hatte praktisch jede keltische Gottheit ihren Kessel. Der britische Gott *Bran* – dessen abgeschlagener Kopf unter dem Tower von London begraben sein soll – war Besitzer eines Kessels, der die Toten wieder zum Leben erwecken konnte: »Die Gälen machten Feuer unter dem Kessel der Auferstehung. Man füllte ihn bis zum Rand mit Leichen. Am folgenden Morgen standen diese wieder auf und waren wieder ebenso gefürchtete Krieger wie je zuvor, außer daß sie nicht mehr sprechen konnten.« *Dagda*, der Himmelsherrscher, besitzt einen Kessel, der nie leer wird und immer wieder neue Speisen in Fülle hervorbringt. *Manannan*, der mächtige Herrscher des Meeres in der irischen Sage,

---

[6] Bekanntlich verdankt der dicke Obelix seine Bärenkraft dem Druidengebräu, da er als Kind in den Kessel gefallen war.

speist seine Gäste, wenn sie ihn auf dem Meeresgrund besuchen, mit dem Fleisch des unsterblichen Schweines, das in dem Kessel des Überflusses siedet. Das Schwein, dessen abgenagte Knochen gesammelt und zusammengelegt werden, wird sogleich wieder lebendig und ist abermals schlachtreif. Zu dem Siedfleisch wird ein Unsterblichkeitsbier gereicht, das jeden, der davon trinkt, vor Krankheit, Alter und Tod bewahrt (Campbell 1985:27). Der irische Heilergott *Diancecht* füllt seinen riesigen Kessel mit reinem Quellwasser und allen Heilkräutern, die auf der grünen Insel wachsen. Jeder Kranke oder Verwundete, der darin badet, wird wieder gesund – es sei denn, dass ihm der Schädel zerschmettert oder der Kopf abgeschlagen würde. Selbst der neue Gott, der Christus, wurde mit einem »Kessel« bedacht, nämlich dem Gral, dessen Blut das ewige Leben spendet. Dieses Gefäß, das Joseph von Armathia angeblich nach England gebracht hatte, ersetzte den heidnischen Kessel. Der zum Kessel gehörende Sonnenspeer (Sonnenstrahl) wurde durch den blutenden Speer ersetzt, der einst die Seite des Gekreuzigten durchbohrt hatte. Und wie die Sonnenkraft, wenn sie das kühle, frische Wasser durchdringt, Heil und Heilung bringt, so ergrünt und erblüht auch das wüste Land, wenn die Lanze den Gral berührt und fruchtbar macht – das ist die tragende Idee des mittelalterlichen Grals-Mysteriums.

Vor allem aber und zuerst gehört der Kessel der Großen Göttin. Die männlichen Götter sind lediglich die Hüter dieses Gefäßes, das den Schoß symbolisiert, aus dem alle Wesen geboren werden und in den alle wieder zurückkehren müssen. Es ist dieser Kessel, dieser Schoß, der immer wieder die Früchte der Erde, das grüne Gras, das Korn und Obst, hervorbringt und alle Geschöpfe speist. Ihr Schoß ist es, der Menschen und Tieren die Erneuerung in der Anderswelt und die Wiederkehr in die diesseitige Welt ermöglicht. Ihr Schoß – dargestellt durch den großen Kessel – ist das einzige Tor zur Anderswelt. Durch dieses Tor gehen die Menschen, wenn sie geboren werden und wenn sie sterben, aber auch im ekstatischen Rausch und in schamanischer Trance öffnet sich die Pforte ein wenig.

Um fruchtbar zu sein, muss der heilige Schoß der Göttin durch die Strahlen der Lichtgottheit geschwängert werden. Das dunkle, kühle Urwasser muss durch das himmlische Feuer in Wallung geraten. Apollo oder Belenos ist der Befruchter aber auch der Hüter des freudenspendenden Kessels; er ist der Beschützer der Quellen, Seen und Grotten, die ebenfalls Yonis der Göttin sind. Besonders die heißen Quellen aber auch die kühlen, sprudelnden oder wallenden Gewässer und Brunnen galten bei den keltischen Völkern als heilend und heilig. Schon in vorhistorischen Zeiten pilgerten die Kranken und Siechen an solche Orte, badeten, tranken das Wasser und brachten Opfer und Votivgaben, denn hier befanden sich Gott und Göttin, Feuer und Wasser in schöpferischer, ekstatischer, inniger Vereinigung. Hier waren die beiden Hälften des Seins wieder eins, wieder heil. An diesem Heil konnten die Menschen teilhaben.

Einer der wichtigsten Badeorte in der keltischen Welt waren die Thermalquellen in Aquae Granni – daher der Name der Kaiserstadt Aachen. Hier tauchte *Apollo-Grannos* (verwandt mit dem irischen *Grian* = Sonne), jede Nacht in den Schoß der Erde hinab und erhitzte das Wasser mit seiner Glut. Als *Borvo*, *Bormo*, *Bormanus* und *Burmanus* – »derjenige, der das Wasser zum Sieden, Kochen oder Aufwallen bringt« – war der Sonnengott anderswo, besonders in Italien und Südfrankreich, verehrt worden (Pennick 1997:122). Die Göttin selbst erscheint als Belisama, als gallische Minerva, Herrin der Quelle oder Dame des Sees.[7]

Ihr Schoß – die Quelle, der See oder der Kessel – ist als Tor zur jenseitigen Welt, selbstverständlich auch das Tor zur Initiation. In einem Stirb-und-Werde-Prozess wird der Initiant in ihrem Kessel weichgekocht; er wird auseinandergenommen und vollkommen verwandelt dem Leben erneut übergeben. Die walisische Sage von Keridwen deutet einen derartigen Initiationsvorgang an.

---

[7] Einige keltische Sagen erzählen von einem goldenen Kessel, den der Sonnengott von seiner Mutter, der Großen Göttin, erhalten hatte. Der schwarze Totengott, der Herr des Winters, raubte diesen Goldkessel mitsamt der Blumengöttin und verbarg ihn tief unter der Erdoberfläche in seiner Burg. Alle Pflanzen welkten und starben ab, brachten aber schnell noch Samen hervor. Die Erde wäre kalt, öd und trostlos geblieben, hätte die Sonne nicht den Mut gehabt, in die Unterwelt hinabzusteigen. Ein weißer Eber führte den jungen Sonnenhelden in die Tiefe, wo er nach zahlreichen gefährlichen Abenteuern den goldenen Kessel und die Blumengöttin wieder in die diesseitige Welt zurückbrachte (Rutherford 1978:113).

Die Einweihung des kleinen Gwion

Die Legende erzählt die Geschichte der Hexe *Keridwen* (auch Cerridwen, Cariadwen), die mit ihrem Ehemann, einem walisischen Fürsten, mitten in einem See auf einer Insel lebte. Sie hatte zwei Kinder: ein Mädchen von solch strahlender Schönheit, wie es die Welt noch nie erblickt hatte, und einen Knaben von abgrundtiefer Häßlichkeit. Da Keridwen eine große Zauberin war, wusste sie, was zu tun sei, damit ihr missratener Sohn trotz seines abscheulichen Aussehens gesellschaftliche Anerkennung finden könne. Er sollte weiser als alle Druiden werden; als Barde sollte er die Menschen verzaubern. Um das zu bewerkstelligen, ließ sie einen großen Kessel schmieden in dem sie den »Trank der Inspiration«, den Weisheitstrank, brauen wollte.

Sie ließ den Kessel mit klarstem Quellwasser füllen und stellte einen blinden alten Druiden an, der das Feuer in Gang halten sollte. Auch einen Jungen, den Gwion Bach, »den Kleinen«, verplichtete sie, den Inhalt des Kessels sorgfältig zu rühren. Ein Jahr und einen Tag musste das Zaubergebräu ununterbrochen sieden. Die Wildkräuter, Blüten und Wurzeln sammelte die Hexe höchstpersönlich. Tag für Tag zog sie in den frühesten Morgenstunden oder auch in der mondlosen Nacht aus, um die geeigneten Pflanzen zu finden, die sie dann zur günstigsten Planetenstunde, Zaubersprüche murmelnd, in das brodelnde Gebräu warf. Unter den Zutaten, die in der Erzählung immer wieder erwähnt werden, sind folgende: Das Eisenkraut, das sie bei Neumond, beim Aufgang des Hundssterns ausgrub; der »Selago« (Bärlapp) mit seinen goldenen Sporen; die Primel, der Klee und Nesseln. Ein Kraut aber durfte keinesfalls fehlen: das Bilsenkraut (Schmitz 1998:91)!

Eines Tages, kurz vor der Vollendung des Werkes, spritzten dem Jungen Gwion beim Rühren drei Tropfen auf die Hand. Da sie schmerzhaft auf der Haut brannten, leckte er sie unwillkürlich mit seiner Zunge ab. In dem Augenblick als die Zunge die Tropfen berührte, traf ihn ein weißes Licht; plötzlich konnte er die Zukunft, wie auch die ferne Vergangenheit, sehen. Da erkannte er, dass er sich in unmittelbarer Gefahr befand. Er erkannte, dass die Hexe ihn und den alten Druiden umbringen wollte, sobald der Weisheitstrank fertig war. In panischer Angst floh er. Da er aufgehört hatte zu rühren, zerbarst der Kessel in tausend Stücke. Die Brühe floss heraus, über den Boden und in einen nahegelegenen Fluß. Tiere und Menschen, die daraus tranken, starben alle, denn außer den drei Wundertropfen, welche die Essenz der alchemischen Arbeit enthielten, war die Flüssigkeit pures Gift. Keridwen, die gerade die Hexenküche betrat, war außer sich vor Zorn. Sie schlug den armen, alten Druiden so heftig, dass ihm seine blinden Augen aus den Augenhöhlen hervorquollen, dann jagte sie kreischend hinter Gwion Bach her. Als sie ihn gerade packen wollte, verwandelte er sich – dank seiner neu erlangten Zauberkraft – in einen flinken Hasen, schlug einen Haken und entkam ihr. Da aber auch sie eine mächtige Zauberin war, verwandelte sie sich in einen Windhund und jagte solange hinter ihm her, bis sie an einen breiten Strom kamen, den der Hase nicht überqueren konnte. Gerade als der hechelnde Hund dem Hasen das Genick durchbeißen wollte, verwandelte sich Gwion in einen Fisch und sprang in die rettende Flut. Keridwen aber nahm sofort die Gestalt eines Fischotters an. Schon wollte der Otter den Fisch schnappen, da verwandelte sich Gwion in einen Vogel und flatterte davon. Keridwen jagte ihn, im Kleid eines Falken, bis zu den Wolken empor. Gwion sah gerade noch, wie unter ihnen, auf der Tenne eines Bauernhofs, Getreidegarben gedroschen wurden. In seiner Todesangst verwandelte er sich in ein winziges Getreidekorn und ließ sich in den Körnerhaufen fallen. Nun nahm Keridwen die Gestalt einer Henne an. Die schwarze Henne mit feuerrotem Kamm scharrte so lange im Getreide und im Spreu, bis sie ihn gefunden hatte. Kaum hatte sie das Körnlein aufgepickt, da wurde sie schwanger. Sie nahm sich vor, den Jungen, der ihre Pläne vereitelt hatte und den sie nach neun Monaten gebären würde, zu töten. Doch dann, nach ihrer Niederkunft, sah sie, dass das Kind wunderschön war. Sie konnte sich nicht dazu überwinden, es zu töten, also steckte sie das Kind in einen Ledersack, warf den Sack ins Meer und überließ ihn seinem Schicksal.

Drei Tage trieb der Hautsack im Meer. Am Ufer saß der Königssohn Elphin und angelte. Es war gerade Beltaine, der erste Mai, und an diesem glücksverheißenden Tag war immer ein Anglerwettbewerb. Elphin war jedoch ein Unglücksrabe, nichts, was er anstellte, gelang ihm. Seine Pferde waren es gewesen, die, als sie beim Fluß ihren Durst stillen wollten, am Gift des geborstenen Kessels verendeten. Er war überzeugt, daß er auch heute, auch wenn es ein noch so günstiger Tag war, ohne Glück bleiben würde. Während er so grübelte, merkte er, dass etwas Schweres an seiner Angelschnur hing. Er zog, aber kein Fisch zappelte am Ende der Schnur, sondern nur ein Ledersack hatte sich daran verhakt. Enttäuscht öffnete er den Sack. Darin war ein Säugling mit leuchtender Stirn, der ihn munter anstrahlte und sprach:

... zwar bin ich klein und schwach
jetzt auf dem schaumbedeckten Meeresstrand
doch am Tag der Not werde ich dir
bessere Dienste leisten als dreihundert Lachse.
Elphin, laß dich's nicht verdrießen.
Erscheine ich auch winzig klein in diesem Beutel,
liegt mein Wert doch auf der Zunge.
Solange ich dich schütze
brauchst du dich vor nichts fürchten.

Und so war es auch. Schon im nächsten Jahr gewann Elphin eine Herde edler Pferde und konnte sich wieder des Lebens erfreuen. Der aus dem Wasser gefischte Knabe, den sein Pflegevater *Taliesin* («Leuchtendes Anlitz«) nannte, wurde schon in jungen Jahren zum weisesten und berühmtesten Barden und Propheten der Waliser.

Schamanische Initiation

Hinter dieser märchenhaften Erzählung verbirgt sich uraltes keltisches Initiantenwissen. Es ist die Geschichte einer schamanischen Initiation. Die drei Tropfen, die Essenz des magischen Gebräus, sind der – vermutlich psychedelische – Zündstoff, der die seelische Metamorphose einleitete, die aus dem unerfahrenen, einfältigen Gwion den erleuchteten Taliesin, den Weisen mit dem strahlenden Kronenchakra, machte. Dass das Bilsenkraut mit in das Gebräu gehörte, verwundert nicht. Es ist ein echtes Schamanenkraut, vermutlich das wichtigste im westeuropäischen Kulturkreis. In kundigen Händen eignet es sich als Katalysator zur seelischen Verwandlung und zur geistigen Entfaltung. Mitten in dem für Uneingeweihte und Unerfahrene tödlichen Gift sind die drei kostbaren Tropfen als Essenz verborgen. Diese können Schlüssel sein zu verborgenen Dimensionen des Seins und des Selbst. Mit ihnen kann die innere Schlange der Weisheit geweckt werden.

Dass dieser seelische Transformationsvorgang gefährlich ist und kein Sonntagsspaziergang, dass er die Auseinandersetzung mit Todesangst und Schrecken beinhaltet und nicht durch das Belegen von einigen »Wochenend-Schamanenseminaren« im Kurhotel oder in einer New-Age-Schwitzhütte zu erlangen ist, versteht sich von selbst. Gwion Bach muss lange und hart arbeiten und sorgfältig Tag für Tag den heißen Kessel rühren. Man könnte dieses Bild so deuten: Der Kessel der Seele – das Wort Seele stammt von »See« ab – muss bis tief in den Grund gerührt, in Bewegung gesetzt und erhitzt werden, um schließlich die drei edlen Tropfen, die heilende Medizin, von dem schrecklichen Gift, das wir uns karmisch aufgeladen haben, zu läutern. Die Erhitzung deutet auf die schamanische Hitze, auf das innere spirituelle Feuer, das die Inder *Tapas* nennen. Es ist dieses läuternde Feuer, welches durch Selbstopferung, Selbstbeherrschung und spirituelle Übungen entfacht wird, das alte Verhaltensmuster und altes Karma zu Asche reduziert und damit eine spirituelle Wiedergeburt ermöglicht.

Wir haben es in dieser Geschichte übrigens mit einer uralten Imagination zu tun. In der indischen Mythologie rühren die Götter und Dämonen den Ur-Ozean, um den Trunk der Unsterblichkeit zu erlangen; auch in diesem Fall wird bedrohliches Gift nach oben gerührt, ein schwarzes Gift, das die ganze Welt bedroht und mit dem nur der Gott der Götter, Shiva, fertig wird. Dieser trinkt das Weltengift, wobei sich sein Hals blau verfärbt.

Auf dem Weg zur seelischen Transformation durchläuft die Seele des jungen Initianten alle elementaren Sphären: Als Hase das Erdelement, als Fisch das Wasser, als Vogel die Lüfte und als reifes Saatkorn das Feuerelement. (Getreide reift im heißen Augustmonat, wenn der feurige Gott Lugh seine Herrschaft antritt.) Keridwen als schwarze Henne mit feuerroten Kamm symbolisiert das zerstörerische, transformierende Feuerelement. Indem sie ihn verschlingt, erleidet er den Tod, der die Voraussetzung einer Wiedergeburt ist. Er erfährt den Durchgang durch eine jenseitige Dimension, die vollkommene Auflösung und die darauf folgende Erneuerung und Verjüngung seines Wesens.

Vergleichbar ist die traditionelle schamanische Einweihung bei den Sibirern. Der Initiant erlebt – während er in komatöser Entrückung, oft fiebernd und blutend, auf dem Boden in seinem Zelt liegt –, wie er von sämtlichen Dämonen gejagt wird, bis sie ihn fangen und gnadenlos töten. Sie schlachten und zerlegen ihn, werfen seine Körperteile in einen kochenden Kessel. Dann schmausen sie sein Fleisch und verstreuen seine Knochen auf dem Waldboden. (Es ist das Bild der vollkommenen Auflösung der alltäglichen, sozial programmierten Persönlichkeit, des illusionären Ego.) Nun kommt eine »Vogelmutter«, die seine Knochen sorgfältig sammelt und wieder genau zusammenfügt. Sie bringt diese in ihr Nest und kleidet sie erneut in Fleisch ein. Erneuert und nun mit Flügeln begabt, wächst der künftige Schamane als Kind dieser übersinnlichen Geistesmutter auf. Das Nest befindet sich im Geäst des Weltenbaumes, dessen Stamm die obere mit der unteren Welt, die Reiche des Feuers mit dem der Erde, die der Luft mit dem des Wassers verbindet. Wenn das Vöglein dann flügge ist, hebt es vom Nestrand ab und schwebt wieder zur Menschenwelt zurück. Der Initiant landet wieder auf dem Boden der alltäglichen »Realität« – nur ist er jetzt kein »tumber Tor« mehr, sondern ein Wissender, ein Schamane, ein Erleuchteter. Er ist heil geworden und kann andere heil machen.

Für den kleinen Gwion spielte Keridwen die Rolle der bedrohlichen Dämonen, ebenso wie die der Vogelmutter (in der Gestalt einer schwarzen Henne). Nicht in einem Vogelnest, sondern in ihrem dunklen Schoß und in einem Hautsack findet seine Metamorphose hin zur neuen, vollkommenen Persönlichkeit statt. Als Taliesin singt er:

Dreimal bin ich geboren worden[8]
und es war elend für jemanden,
all das Wissen, das sich in meiner Brust versammelt,
sich nicht anzueignen.

Hinter der Hexe Keridwen, von dem das walisische Märchen erzählt, verbirgt sich die Erinnerung an die Große Göttin mit dem Kessel, die einst von den heidnischen Europäern verehrt wurde. Als *Cerridwen* huldigten die Inselkelten der Großen Göttin, die anderswo als *Frau Holle* bekannt ist. Cerridwen galt als Hüterin der Samen und Saaten, die im dunklen Erdboden auf das Keimen und neues Wachstum warten. Sie wurde als weissagende Sibylle und Prophetin verehrt. Sie konnte den Menschen als Hirschkuh, Wolfsmutter und alte schwarze Henne erscheinen. Auch als Muttersau zeigte sie sich. Der Kessel der Einweihung galt als ihr Schoß, in dem die Initianten, die man »Frischlinge« nannte, erhitzt wurden und völlig erneuert heranreiften.
Auch die Meeresreise des frisch geborenen Taliesin in einem ledernen Sack beinhaltet eine Reminiszenz alter Initiationspraktiken der britischen Kelten. Die Novizen wurden gefesselt und in ein rundes Boot (Curragh) gelegt, dessen Spanten («Rippen«) aus Weidenruten bestanden, die mit Leder überzogen waren. Die Ritzen wurden mit dem Saft der Stechpalme (*Ilex aquifolium*; Holly) abgedichtet. Das Boot wurde ins Meer gestoßen und der Strömung überlassen. »Das Verhalten des Wassers wird eure Dienste verkünden«, hieß es (Ross 1998:213). Die so Gefesselten hungerten und dursteten und erlebten sicherlich ähnlich erschütternde Visionen, wie die Indianer bei ihrer Visionssuche. Das Meer, auf dem sie dahintrieben, war nichts anderes als der riesige Kessel der Göttin; das runde Lederboot war eine Pla-

[8] Er wird dreimal geboren: von der natürlichen Mutter, von der Göttin und vom Meer.

zenta, welche die »Embryos« der noch nicht ausgereiften Novizen enthielt. Die Weide, aus deren Ästen die Spanten geschnitten waren, gehörte als Baum ohnehin der Göttin des Todes und der Unterwelt. Weiden wachsen an unheimlichen, nebelig-feuchten Orten, an Übergängen zur Unterwelt. Die Kelten sperrten die zum Opfer bestimmten Menschen in Weidenkörbe, ehe sie sie in die jenseitige Welt schickten. Die Stechpalme - ebenfalls ein heiliger Baum - war dem »Winterkönig«, dem grünen Mann geweiht, der das Lebensgrün durch die Wintersonnenwende hindurch trägt, wenn die Sonne ihren Tiefstand erreicht hat (SCHEFFER/STORL 1991:150).
Irgendwann kam das ruderlose Boot doch meist wieder am Strand an. Diese Praxis erinnert an den inselkeltischen Brauch, Neugeborene mit zweifelhafter Abstammung ins Wasser zu werfen: Die Bastarde, so glaubte man, ertrinken, die wahren Kinder aber werden wieder unversehrt ans Land getragen. Das gleiche »Gottesurteil« wurde im keltischen Irland auch bei Straftätern angewandt. Auch die irischen Mönche des 5. und 6. Jahrhunderts ließen sich als Teil ihrer Askese in Curraghs auf das offene Meer hinaustreiben, in der Hoffnung die »Erleuchtung« zu erlangen. Die legendären Seefahrten zu den »Inseln der Seeligen« des irischen Mönchs Brendan - moderne Iren vermuten, er hätte als Erster Amerika entdeckt - erweisen sich als verschlüsselte Initiationserfahrungen (BOLAND 1963:103).
Dass Taliesin zu Beltaine, dem hohen Tag des Sonnengottes und der Blütengöttin, wieder an Land kommt, ist nicht ohne Bedeutung. Es verbindet ihn mit Belenos, dem Gott der Heiler und Propheten, der Sänger und Barden. Der Junge mit dem leuchtenden Antlitz galt somit als der auf Erden verkörperte Sonnengott selbst. Zu recht konnte er singen:

Ich bin der, der das Feuer beseelt
zur Ehre Gottes, des Herrn ...
Ich bin ein Barde, der die Sternenkunde beherrscht,
und sein Lied singt
bei Einbruch einer schönen Nacht
nach einem herrlichen Tag.

Seine Lieder sind keine eitlen intellektuellen Konstrukte, sondern sie vermitteln Bildekräfte, sie sind schöpferisch, denn sie schaffen Wirklichkeiten, in denen sich dann die ganze Gesellschaft wiederfindet, Bilder, in denen die Menschen leben und sich bewegen.

Cerridwen, deren Kessel der Mutterschoß der zwei- oder dreimalgeborenen Dichter und Helden ist, wurde im christlichen Mittelalter zwangsläufig zur Hexe. Das Bilsenkraut als heilige Pflanze der Initiation und Transformation wurde zum Hexenkraut. Noch im Mittelalter galt der Kessel – zwar als Hexenkessel – als Gefäß der Erneuerung und Verjüngung. So berichtet eine alte Sage aus Tirol («Die erlerne Hexe«) vom heimlichen Hexentreffen tief im Wald. Eine alte, runzlige Hexe wird von ihren Schwestern zerstückelt und in einem Kessel gekocht, bis sich das Fleisch von den Knochen löst. Als sie dann die Knochen wieder zusammensetzen wollen, merken sie, dass ihnen eine Rippe fehlte. Die hatte ein junger Mann – ein christlicher, versteht sich – der sie von hinter einem Busch aus beobachtete, gestohlen. Da setzen sie ihr eine Rippe aus Erlenholz ein und machen sie, unter Anwendung von Zaubersprüchen und Salben, wieder lebendig, jung und schön. Der junge Mann zerstört jedoch den Zauber, indem er sie eine »erlerne Hexe« nennt, worauf sie tot umfällt (MÜLLER-EBELING/RÄTSCH/STORL 1998:34).
Aber wie schon erwähnt, lebte das Bild des heilmachenden Kessels auch im Christentum fort. Als Gral enthält er nun das kostbare Blut des Heilands, des Sohnes der Mutter Maria. Auch von diesem Blut versprach man sich die Reinigung und Transformation der Seele.
Noch heute verheißt in der Volksmedizin die Schale oder Tasse, gefüllt mit heißem Kräutertee (Feuer und Wasser!), dreimal am Tag getrunken, Heilung des Leibes. Auch das eine Praxis aus der keltischen und vorkeltischen Überlieferung. Die Blütenessenzen von Edward Bach, hergestellt aus Quellwasser, Sonnenenergie und Blüten, sind ebenfalls Erbe dieser archaischen Heilsvorstellung.

Das Kraut des Thinggottes oder vom Dingen der Dinge

Mit diesem Trinken soll nicht etwa der Durst gelöscht werden,
jedenfalls nicht ein Durst gewöhnlicher Art.
(Ernst Jünger, »*Annäherungen*«)

Der gesunde Menschenverstand ist reines Gift.
(Wolfgang Neuss)

To be or not to be,
That is the question.
(Sein oder Nichtsein, das ist hier die Frage.)
(William Shakespeare, »*Hamlet*« III,1.)

Das Wort »Gott« lässt sich auf das germanische **gudh* zurückführen. Das hat nichts mit »gut« zu tun, wie viele hoffnungsvoll meinen, sondern läßt sich vom **gheu* (=gießen, besonders bei Opferhandlungen) ableiten. Götter sind also »diejenigen, denen man Trankopfer darbringt«. Die Nordgermanen nannten ihre Götter auch *Regin*, »Wesen, die sich beraten, Entscheidungen treffen und herrschen« (Derolez 1976:77). Die Götter versammelten sich zum *Thing* oder *Ding* und hielten Rat, wie die Welt, die ihre Welt war, zu erhalten und zu schützen sei.

Um richtig zu beraten, tranken die Götter viel. Unmengen göttlichen Mets und Äl tranken sie. »Rüste den Ratern reichlichen Trank!«, heißt es im *Hymir*-Lied der »Edda«. Und was die Götter tun, das tun auch die Menschen. Wenn Unrecht geschehen ist, das es zu richten gilt, wenn die heilige Ordnung der Welt bedroht ist, versammeln sich die erwachsenen Männer des Stammes zum Rat. So ist es bei den meisten Naturvölkern, so war es bei den germanischen Stämmen, den Angelsachsen, den Friesen, den Alemannen, den Langobarden und wie sie alle hießen. Der Beschützer des Things war Tyr, Tius oder Ziu, Hüter des Rechts und der Eide – der Dienstag (alemannisch Zieschtig) ist nach ihm benannt, noch mehr aber war es Donar oder Thor, der mächtige, gutmütige Gott mit dem Blitzhammer.

Das Thing wurde zu den Neumond- oder Vollmondtagen einberufen. Der Platz wurde mit Haselruten abgesteckt (Haselzweige sind Energieleiter, die die Energien zwischen der diesseitigen und der jenseitigen Welt vermitteln). Es fand statt unter freiem Himmel, meist auf einer Anhöhe, unter einem alten Baum, einer Eiche, gelegentlich auch einer Linde oder Esche. Der Baum stellte den Weltenbaum dar, die Achse, welche die Menschenwelt (Midgard) mit den lichten Himmelswelten der Götter, mit den Welten der Riesen, den Reichen der Ahnen, der Quelle des Schicksals und dem Brunnen der Urerinnerung verbindet. Hier am Stamm, unter dem ausladenden Geäst des Baumes, saß der Häuptling, den Blick nach Osten gewandt, um Eingebungen zu empfangen und Unrechtes wieder zu richten.

II. Bilſenkraut.
Hyoſcyamus II.

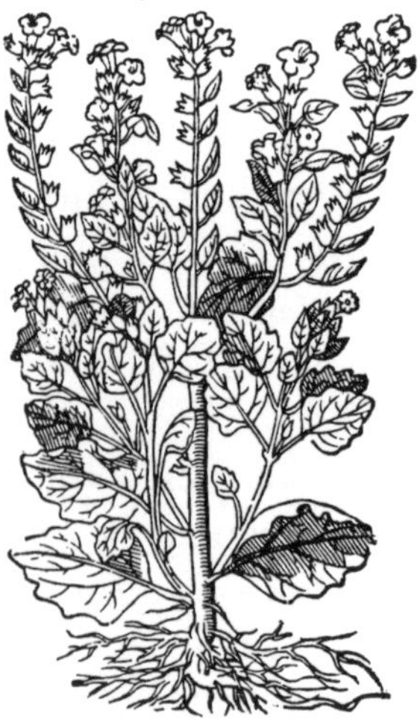

Wenn nach oft mehrtägiger Anreise alle Männer anwesend waren, wurde zuerst den Göttern geopfert. Das Trankopfer bestand aus Bier oder Met, das mit Kräutern, voran dem heiligen Bilsenkraut, versetzt war. Das geweihte Gebräu im Horn eines Auerochsen wurde sonnenläufig von Hand zu Hand weitergereicht. Jeder trank einen oder mehrere tiefe Züge. Jeder trank bis ein »heiliger« Zustand sich seiner bemächtigte, bis er selber göttlich war. Man trank, bis die Zeit aufgehoben war und die Ewigkeit hindurchschimmerte. Doch die Zeit hat – wie Ernst Jünger hervorhebt – ein furchtbares Ge-

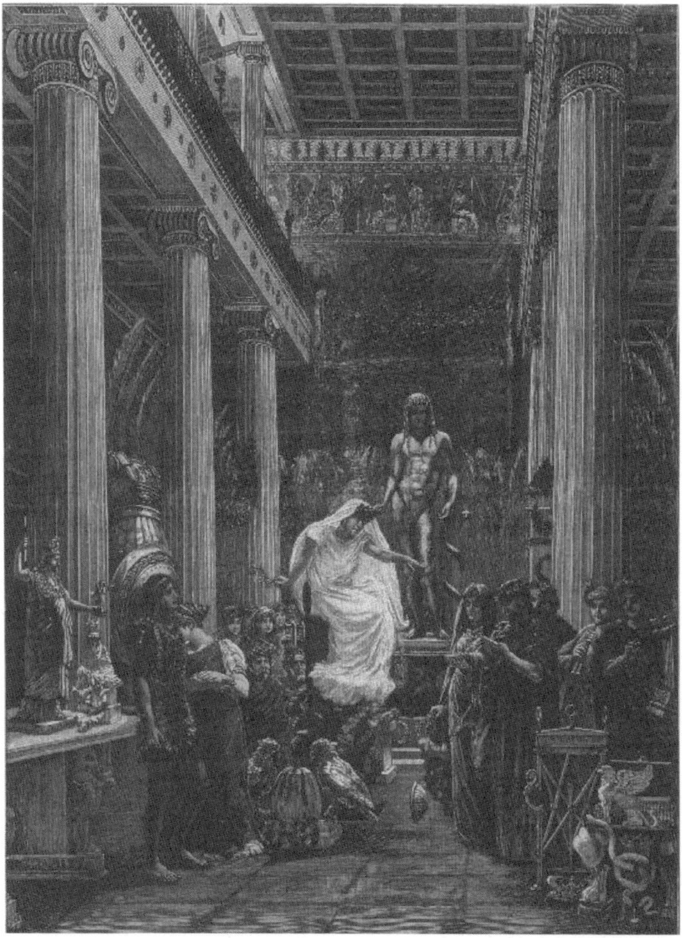

In den frühen europäischen Badehäusern wurden Bilsenkrautsamen auf die glühende Kohle gestreut, um die erotische Stimmung anzuheizen (antiker Stich).

wicht. Um es zu heben, ruft der Mensch die »Arme der Götter« herbei (JÜNGER 1990:156). Wenn es um die überlebenswichtigen Angelegenheiten des Stammes geht, sollen die Götter sich beraten, nicht die sich ständig irrenden, in ihren persönlichen Angelegenheiten verstrickten Sterblichen. Nicht der oberflächliche, rangelnde Verstand, nicht ausgeklügeltes Verfechten von Positionen, sondern übermenschliche göttliche Weisheit wurde gefragt, wenn es galt, Nöte zu wenden.

Man könnte vermuten, dass das Thing unter dem Einfluß des psychedelischen Bieres zu einem wilden Sauf- und Raufgelage entartete, wobei einige Stammesgenossen im komatösen Schlaf versanken, andere ihren Delirien zum Opfer fielen und fantasierend umherirrten, derweil der Rest der rasenden Tobsucht verfiel. Dass das bekanntlich nicht der Fall war, führt wieder einmal klar vor Auge, dass es nicht die pharmakologischen Wirkstoffe allein sind, die die Wirkung einer psychoaktiven Pflanze ausmachen, sondern dass es ebenso von Set und Setting abhängt.

Es waren freie, wehrhafte Männer, die sich zum Thing versammelten, Väter, die Verantwortung trugen für die Großfamilien, Stützen der Gesellschaft. Unfreie – meist Gefangene aus anderen Völkerschaften, denen das Wohl des Stammes alles andere als am Herzen lag –, Narren oder Verbrecher, deren Wort nicht galt, waren vom Thing ausgeschlossen. Vor allem aber waren es *initiierte* Männer, die als Jugendliche den *Berserkergang* oder den *Wolfsgang* hinter sich gebracht hatten. Der Berserkergang bestand darin, dass die jungen Männer – ähnlich den Initianten der australischen Ureinwohner beim *Walkabout* – praktisch nackt in in die Wildnis geschickt wurden. Sie kleideten sich in die Häute der Tiere, die sie eigenhändig erlegten, in Bärenfell oder Wolfspelz. Sie wuschen sich nicht, noch schnitten sie sich Bart, Kopfhaare oder Fingernägel. Sie galten als »Gestorbene«, als Tote, dem Odin (Wotan) geweiht. Sie lernten die Wildnis – die des Waldes wie auch die des eigenen Inneren (des Unbewussten) – kennen und ihre Ängste überwinden. Unter der Anleitung älterer Bärenhäuter und Odingeweihter lernten sie Schmerz und Entbehrung zu ertragen. Mit Hilfe von psychoaktiven Pflanzen – Ethnobotaniker ver-

muten Tollkirsche, Bilsenkraut und Fliegenpilz – lernten sie ihre eigene Tiernatur kennen, um sich mit ihr zu verschmelzen. Nach dem Berserkergang, der mitunter mehrere Jahre dauern konnte, stutzten sie ihre Mähnen und kehrten – als Zweimalgeborene – wieder in die menschliche Gemeinschaft zurück. Nun konnten sie in den Ehestand treten und ein Leben als angesehene, verantwortungstragende Stammesgenossen führen. Nur wer die Abgründe der eigenen Wildheit erkannt hat, wer seine Angst gemeistert hat, kann auch die Fundamente einer friedlichen, gesitteten Gesellschaft wahren![9]
Ein Initiierter kann anders mit einer »gefährlichen«, bewusstseinserweiternden Droge umgehen als jemand, der seine Seelengründe nicht ausgelotet hat. Den Uninitiierten werden die eigenen kindlichen Ängste, die Mutterfixierungen und die psychischen Verdrängungen in der Gestalt von Schreckensdämonen jagen. Der Knecht wird von plastischen Horrorvisionen heimgesucht werden, die seinem Groll oder seiner Resignation entspringen – das Bilsenkraut ist schließlich das »Bildekräftekraut«, das den inneren Bildern Kraft verleiht. Der Narr wird sich in den Imagos (Bildern) seiner Blödheit verfangen. Dem Initiierten dagegen verleiht das Bilsenkraut Götterflügel und einen klaren Geist.[10]
Alle traditionellen, naturnahen Völker kannten ähnliche Initiationen, die aus Knaben Männer machen. Diese konnten dann, ohne Rücksicht auf sich selber und auf die eigenen egoistischen Bedürfnisse, dem Wohl, dem Frieden und dem Schutz der Gemeinschaft dienen und für

[9] In der modernen Gesellschaft kann es keine echten Pubertätsrituale oder Jugendinitiationen, die die Rolle als Erwachsener klar definieren, mehr geben, denn der Kult der Hyperrationalität scheut die Auseinandersetzung mit den dionysischen Kräften des Irrationalen und des Ekstatischen. Es wäre auch schwer, diese Rituale im heutigen Kontext wieder einzuführen. Trotzdem versuchen junge Menschen, sich selber zu initiieren und echte Grenzen zu finden, um der seelischen Erstarrung und dem Gefühl der Sinnlossigkeit zu entkommen. Drogenexperimente, Extremsport, Trainspotting, Trancedance und Technobeat mit XTC usw. sind Versuche, den numinosen Seinsgrund zu finden.

[10] Die Bikers, die ich in Montana kennen lernte, kannten innerhalb ihrer Subkultur noch entsprechende Initiationsrituale. Die Vollkommenheit ihrer Selbsterkenntnis wurde bei ihren Zusammenkünften immer wieder geprüft und zur Schau gestellt. Bei ihren »Partys« zogen sich sich alles rein, was durchknallt – Joints, Whisky, Trips, Kokain – und dann, um zu sehen, ob sie noch Meister ihrer Sinne waren, kickten sie ihre Harleys an und düsten »high and easy« durch die Landschaft – Zen Meister auf zwei Rädern! Während dieser gefährlichen Eskapaden verweilten ihre »Old Ladys« in zurückgezogener Meditation, als ob das Überleben des Bikers von ihrem Geisteszustand während dieser Zeit abhinge.

die Familien, für die Alten und die Kinder Sorge tragen. Die Frauen konnten sich auf sie verlassen.[11]

Der sakrale Gebrauch des hyocyamin- und skopolaminhaltigen Bilsenkrauts bei den heidnischen Europäern hat seine Parallelen bei den Ureinwohnern Australiens. Auch hier wird ein peripher dämpfendes und zugleich cerebral stimulierendes Nachtschattengewächs eingesetzt, um das Tor zu den Allem zugrundeliegenden Traumzeit-Dimensionen zu öffnen.[12] Die Aboriginees kauen beim Wandern entlang der »Traumpfade« (*Songlines*), die als Kraftlinien den australischen Erdteil durchziehen, die als Priem zusammengerollten Blätter des *Pituri* (*Duboisia hopwoodii*). Das stillt nicht nur Hunger und Durst, es hilft auch die unsichtbaren, magischen Konturen der Welt sichtbar zu machen, wie sie die totemischen Ahnen geschaffen haben. Über den Gebrauch des Pituri bei den Initiationsritualen und Corroberees ist weniger bekannt, aber es ist anzunehmen, dass die Pflanze von den Initiierten als Entheogen benutzt wurde, um in der Traumzeit zu agieren.

»Die Aborigines sehen die männliche Rolle nicht darin, in der stofflichen Welt zu handeln, sondern darin, zum Gleichgewicht der natürlichen Kräfte auf der metaphysischen Ebene beizutragen. Es ist zu spät, auf etwas zu reagieren, was die stoffliche Welt bereits betreten

---

11 In traditionellen Stammesgesellschaften überall auf der Welt nehmen Frauen selten unmittelbar am Rat der Alten oder an psychedelischen Ritualen teil. Dass es so ist, hat aber wenig mit so genannter »patriachaler oder phallokratischer Unterdrückung« zu tun – viele der heutigen intelektuellen Diskussionen zum Thema Matriachat-Patriachat hat sowieso weniger mit wirklicher Kulturgeschichte zu tun als mit dem desolaten Zustand der Mann-Frau-Beziehungen in einer von egoistischer Konkurrenz, überspitztem Individualismus und Konsumerismus geprägten Gesellschaft, die keine mystische Tiefe, keine Inspiration mehr kennt. Bei den Indianern, australischen Aboriginees, wie auch bei den indogermanischen Stämmen schickten die Frauen die initiierten Männer, um für sie und die Familie zu sprechen, zu »dingen«, das »Geschaute« oder »Gehörte« ins Dasein zu bringen oder auch nicht. Nie wurde da das weibliche Anliegen übergangen, weder bei den Germanen noch bei anderen traditionellen Völkern. Bei den Irokesen konnten die »Großmütter« (Clan-Älteste) sogar die Sprecher im *Sacchem* (Stammesrat) ein- und absetzen. Tacitus, der römische »Barbarenexperte« gibt sich als Repräsentant einer imperialistischen, urbanen Gesellschaft, verblüfft, dass die Germanen »glauben, daß den Frauen so etwas wie Heiligkeit innewohnt, sowie Sehergabe; daher beachten sie deren Ratschläge und richten sich nach ihren Weissagungen" (TACITUS, »*Germania*«). Nicht für sich selber thingten die Männer, sondern für den ganzen Stamm, auch für die kommenden Generationen und für die Verstorbenen.

12 Als man in den vergangenen Jahrzehnten planmäßig die Inhaltsstoffe der Solanaceen untersuchte, erregten besonders die Duboisia-Arten Aufmerksamkeit. Sie weisen einen außergewöhnlich hohen Gehalt an Scopolamin und Hyosciamin auf, und außerdem wurde ein spezifisches Alkaloid, das Piturin, festgestellt. Duboisia-Arten werden heute in Plantagen zur Alkaloidgewinnung angepflanzt (P. HANELT 1994:247).

hat: Wenn sich die geistige Energie einmal verstofflicht hat, verändert die sich daraus ergebende Kette von Reaktionen das ganze Muster der Natur ... Die Männer von heute werden nicht mehr initiiert und wissen nicht mehr um den Zugang zu tieferen Bewusstseinszuständen, in denen die vorstoffliche Welt wahrgenommen und beeinflusst werden kann. Statt desssen versuchen sie, die stoffliche Welt zu unterwerfen, indem sie konstruieren, regulieren, analysieren, kategorisieren, mechanisieren und andere verzweifelte Maßnahmen ergreifen, um die Natur - die Domäne der lebensspendenden, lebenserhaltenden allumfassenden Weiblichkeit - zu beherrschen« (LAWLOR 1993: 194). Eine Anektdote: Als in den 20er Jahren das erste Auto durch ein Stammesgebiet im Hinterland des australischen Nordterritoriums fuhr, fragten die stolzen Fahrer die Ureinwohner, was sie davon hielten und ob das nicht beweise, dass die Macht der weißen Zivilisation viel stärker ist als der Zauber der Eingeborenen. Ein alter Aboriginee antwortete: »Dieses ist nichts Neues für uns, wir haben es in der Traumzeit gesehen, aber wir wollten es nicht hereinbringen in das Dasein, da es böse Folgen haben wird.«

Im Thing ging es um genau dasselbe, nämlich darum, mit Hilfe des Bilsenkrautes jenseits der oberflächlichen Phänomene zu schauen und jene Geistwesen, die mit aller Macht ins Dasein drängen, zu gewahren. Thingen bedeutet, in das Meer der ungeborenen Möglichkeiten einzutauchen. Es bedeutet, eine geschaute Möglichkeit zu materialisieren, einer anderen (negativ beladenen) aber den Eintritt in die materielle Ebene zu verwehren, diese hereinzulassen, jene aber auszuschließen. Dazu braucht es die Götteraugen und Göttersinne. Diese transzendenten Sinne schenkt der Bilsen-Deva den Initiierten, die furchtlos und frei die Wege des Geistes gehen können. Somit ist das Thing - aus ethnologischer Sicht - nicht nur eine rationelle Beratung, sondern ein »Welterhaltungsritual«, ein »Welterneuerungsritual«. Es wird entschieden, was »Ding« ist oder nicht, was Sache ist oder nicht, »what matters and what does not matter«.

Wie beim Rat der himmlischen Asen selber kam jeder der Anwesenden zu Wort. Zustimmung und Beifall wurde durch das Schlagen auf die

Schilder zum Ausdruck gebracht. Der »König«, der auch eine priesterliche Funktion bekleidete, hatte keine Macht zu bestimmen oder zu befehlen. Nachdem alles gesagt war, verkündete er das Urteil und setzte es mit einem Hammerschlag (Thors oder Donars Hammer) fest. Das Thing, als Volks- und Gerichtsversammlung, lebt in der Schweizer Landsgemeinde und ebenfalls in vielen Nachbarschafts- und Dorfversammlungen bis heute fort – aber selbstverständlich ohne Bilsenbier. Das Thing war übrigens der ursprüngliche Stammtisch. Man kann es als psychedelisches Kreisritual zum Zweck der Erhaltung und Erschaffung einer tragbaren alltäglichen Wirklichkeit bezeichnen. Der bewusstseinserweiternde Treibstoff war das Bilsenbier, das ursprüngliche Pilsner. (Nicht das Bier wurde nach der alten böhmischen Stadt Pilsen benannt, sondern die Stadt nach dem Bilsenbier!) Die Eiche, die als Himmelsleiter die Unterwelt mit der Oberwelt verbindet, wurde – als in der westlichen Welt die vertikale, geistige Dimension immer mehr verloren ging – durch einen flachen, runden Tisch ersetzt. Dieser musste dennoch aus Eichenholz gemacht sein. (Schon König Artus saß mit seiner ritterlichen Runde nicht mehr unter der lebenden Eiche, sondern, wie die Sage erzählt, an einer runden Tafel aus Eichenholz). Noch immer sitzen die Ratsherren und Politiker Mitteleuropas am Stammtisch, beraten und trinken. Sie trinken in Maßen, wie es der bürgerliche, rationelle Sittenkodex verlangt. Sie trinken einen profanen Ratsbräu, dessen einzige Kräuterzutat der eher schläfrig machende Hopfen ist.[13] Göttliche Inspirationen sind davon kaum zu erwarten. Aber sie sind ja auch keine Initiierten, keine göttlich Geweihten, sie sind der Vernunft verpflichtet, der Ratio. Richtiges Bilsenbier würde sie vermutlich nur zur rasenden Perversion oder in den Wahnsinn treiben, in Bereiche, für die sie keine Landkarten haben und die sich nicht mit kartesischen Koordinaten erfassen lassen. Es ist vielleicht besser, sie bleiben beim gehopften Alkohol.

---

13 Hopfen war ursprünglich kein Bierkraut, sondern ein Gemüse (Hopfenspargel). Erst die Benediktinermönche brachten den Hopfen ins Bier, nachdem endeckt wurde, daß sich damit, aufgrund der östrogenen Wirkung, der sexuelle Trieb besser kontrollieren ließ. (Storl 1996b:77)

Das Kraut des Totengottes Odin

Das ist Sitte gewesen hier im Lande,
wie anderwärts, wo die Leute Heiden sind,
daß man Thor und Odin Bier gibt
und den Asen Becher weiht
(König Olafr Tryggvason)

Über Gelagen schwebt der Vergessenheit Reiher,
Der den Verstand uns stiehlt;
Dieses Vogels Gefieder umfächelte mich,
als ich in Ginnlods Grotte sass.
Trunken ward ich, ward todtrunken
In des sinnreichen Fjalar Saal;
Am besten ist's, bringt man vom Trunke
Einen klaren Kopf nach Haus
(Die ältere Edda, »*Havamal*« 12,13)

Nicht nur dem holden Balder weihten die germanischen Stämme das freudenspendende Bilsenkraut, sondern auch dem *Yggr*, dem Schrecklichen, auch als *Odin* (Skandinavien), *Woden* (England) oder als *Wod* oder *Wotan* bei den Südgermanen bekannt. Er ist ein Schamanengott, Meister der Zauberkunst (*Sejd*). Seine schamanische Einweihung ist uns aus der isländischen *Edda* bekannt: Kopfüber hing er drei Mal drei Nächte lang am Weltenbaum, am Schamanenbaum, der deswegen auch *Yggdrasill* («Yggs

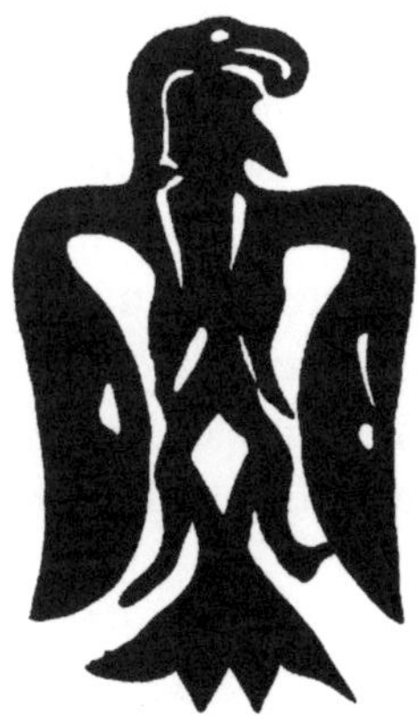

Odin im Adlergewand

Pferd«) genannt wird. Hungernd und durstend hing er, sich selber geopfert, mit dem Speer verwundet, die Worte im Wort des Wortes, die Werke im Werk des Werks suchend, Runen aufhebend. So wurde er der weise Gott, der wissende Meister wandelnder Bewusstseinszustände.

Yggr ist Gott der Inspiration, der Ekstase (griechisch *ékstasis* = Aus-sich-heraus-Treten), der tiefen, dem Todesschlaf ähnlichen Trance (vom Lateinischen *transire* = hinübergehen, sich verwandeln), des schamanischen Fluges. Odin ist kein eindeutiger Totengott wie der keltische Samain, der indische Yama oder die germanische Göttin Hel. Er ist, wie der griechische Hermes, der göttliche Schamane, der mit Leichtigkeit die Grenzen zwischen dem Reich der Lebenden und der Toten überfliegt. Auf einem achtbeinigen Schimmel - eine Allegorie für die von vier Leichenträgern geschulterte Bahre - reitet er als »wilder Jäger« in Sturm und Wind durch die Lüfte. Mit ihm zieht ein verwegenes Geisterheer. Noch in christlichen Zeiten sah das Landvolk in den Herbst- und Winterstürmen Odins »wildes Heer«, bestehend aus gefallenen Kriegern, Gehenkten, Ungetauften und Hexen. Die Sennen hoch in den eidgenössischen Bergen erzählen noch heute vom »Wüetisheer«, das im brausenden Getöse durch die Wolken einherfährt.

Odin ist der Wanderer, weise und erfahren durch viele Fahrten. Zwei Wölfe und zwei Raben - Aasfresser - begleiten ihn. Manchmal nimmt er selber Wolfs-, Raben-, Adler- oder Pferdegestalt an, manchmal ist er ein Bettler, manchmal Poet und Sänger. Im Kampf gefallene Helden und Berserker nimmt er auf in seine Halle, wo sie berauschenden Met zechen.

Als Schamanengott ist Odin der *Galdrs Fádir*, der »Vater der Zaubergesänge«. Mit den *Galdern* oder Zauberliedern konnten die Zauberer (Galdramadr) und Zauberinnen (Galdrakona), die Ärzte (Lachner) und die Heiler Krankheitsdämonen vertreiben, Heilkräfte be-

---

[14] Der *Galler* oder *Galsterer* war neben dem *Lachner*, der das Krankheitsmal (*Lach*) mit rotem Ocker oder Blut markierte und es besprach, und dem *Lüppner*, der sich mit Giftkräutern (*Luppe*) auskannte, eine der verschiedenen Kategorien von Medizinleuten in der germanischen Stammesgesellschaft. Galen, das Singen von Zauberformeln, ist verwandt mit unserem Gellen (ein gellender Schrei) und kommt auch im Namen der Nachtigall vor.

schwören und Mensch und Tier verzaubern («vergalstern«) oder behexen.[14] Überhaupt ist Odin der Weltenzauberer, dessen Raunen und Singen die Menschen ständig in neue Illusionen verstrickt, die sie nicht durchschauen – es sei denn, ihr Wesen wird selber eins mit Odin. Auch Meister des Liebeszaubers ist er: Freya ist seine Bettgefährtin. (Sie, die Holde, betört ihn ihrerseits mit Liebesgetränken, zu deren Inhalt sicherlich auch das Bilsenkraut gehört.)

Dichtermet

Selbstverständlich gehörten Odin, dem Gott der schamanisch-ekstatischen Reise, sämtliche Psychedelika, von den Fliegenpilzen bis zum Bilsenkraut. So ähnelt er *Shiva-Aushadishvara*, dem indischen Ekstasegott. (STORL 1988:40) Den Barden und Sängern gibt er den Met der Inspiration, den Skaldenmet, den *Odrörir* («Geisterreger«). Wie der Zaubertrank, der auch »Kvasirs Blut« heißt, zustande kam, wollen wir hier kurz erwähnen.
Um nach langer Auseinandersetzung den Frieden zu besiegeln, traten die beiden Göttergeschlechter, die Wanen und die Asen, an einen Kessel und spuckten hinein. Daraus entstand ein Mensch namens *Kvasir*, der so weise war, dass er auf alle Fragen Bescheid wusste. Böse Zwerge jedoch ermordeten den klugen Kvasir, mischten Honig in sein Blut und brauten einen Met daraus. Der Riese Suttung nahm den Schwarzalben den Kessel mit dem Met ab und verbarg ihn tief in seiner Bergfestung. Durch seine beiden Raben erfuhr Odin davon. Um den Met zu erlangen, reiste er ins Land der Riesen. Er verwandelte sich in eine Schlange und schlich durch ein Loch in die Felsenburg. Dann, seine schönste Gestalt annehmend, betörte er Gunlöd, die blühende Riesentochter. Drei Tage verweilte er bei ihr. Zum Abschied erlaubte sie ihm, einen Schluck aus dem Metkessel ihres Vaters Suttung – der Name *Suth thungr* bedeutet »vom Sud beschwert, betrunken« – zu tun. »Nur einen!« mahnte sie ihren Geliebten. Odin hielt Wort. Mit einem einzigen mächtigen Zug leerte er das Gefäß, ehe er sich, in einen Ad-

ler verwandelt, in die Lüfte erhob und nach Asgard zurückflog. Derjenige, dem Odin einen Trunk des kostbaren Mets gönnt, wird inspirierter Dichter und Seher. Ob neben dem Blut des klugen Kvasir und dem Honig auch Bilsenkraut dem Begeisterungstrank beigemischt war, wissen wir nicht. Bei den Gelagen, wo die Dichter, Skalden und Barden ihre Zuhörer mit Mären aus dieser und anderen Welten unterhielten und bezauberten, kreisten auf jeden Fall Trinkhörner, die mit einem Gebräu gefüllt waren, welches das Zauberkraut enthielt.

Totenbegleitpsychedelikum

Bei zeitgenössischen Autoren kann man hie und da lesen, dass die Bilsengärten, die sich die germanischen Zauberer und Zauberinnen anlegten und die als Heil- und Genesungsstätten galten, in der nordischen Dichtersprache *Odâinsackr* (*Udensakre* bei Saxo Grammaticus, 11. Jh.) genannt wurden (HÖFLER 1990:93). Aber die so bezeichneten Orte sind weder »Odins Äcker« noch Bilsenkrautplantagen. Der Begriff bezieht sich viel mehr auf die »Gefilde der Unverstorbenen«, auf weit entfernte Paradiese, auf das Reich der Holle mit seinen »schönen grünen Wiesen und Hainen«, auf die grüne Götterwiese (*groni godes wang*). In der *Heithreks-Saga* heißt es von diesem Udensakre: »... und einem jeden der dort hinkommt, wird Krankheit und Alter erlassen und er stirbt nimmer.«
Dennoch hat das Bilsenkraut etwas mit diesen »Odâinsackr« zu tun. Das Nachtschattengewächs ermöglicht es dem Schamanen, in dieses grüne jenseitige »Sonnenfeld« zu reisen und es zu schauen. Er muss jedoch einen Hahn – die Schamanin eine Henne – opfern (den Kopf abschneiden), wenn er diese Reise machen will. Saxo, der Dänische Geschichtenschreiber aus dem 11. Jahrhundert, erzählt, wie ein gewisser Hadingus in Begleitung einer übermenschlichen Frau jene »sonnenbestrahlten Orte unter der Erde durchwandert, die solche Kräuter hervorbringen, wie die Frau sie trug«. Sie versuchten vergebens, über eine Mauer hinwegzukommen, aber die Frau schnitt

dann den Kopf eines Hahns ab, den sie mitgebracht hatte, und warf ihn über die Mauer, »und sogleich zeigte der wieder lebendige Vogel durch sein klares Krähen, daß er die Atmung zurückgewonnen hatte« (STRÖM/BIEZAIS 1975:192). Die Zauberfrau, die diesen Schamanen hinüber ins »Odâinsackr« und wieder zurück begleitet, ist eine Walküre Odins, also eine von jenen holden, fliegenden Jungfrauen im Federgewand, welche die Odingeweihten ins Jenseits tragen. Vielleicht ist die so genannte »Bilsenfee«, die Seele dieses Schamanenkrauts, ebenfalls eine solche Walküre.

Der Schamanenkunst Odins kundige Männer und Frauen, Seherinnen (*Sejdkona*) und Weissagerinnen (*Volva*), reisten in die jenseitige Welt und vermochten es, wieder ins Diesseits zurückzukehren. Die gewöhnlichen Sterblichen jedoch, auch die dem Odin geweihten Opfer, die man mit dem Hanfseil am Galgen (Odins Baum) erhängte oder ins Moor versenkte, die Könige oder Stammeshäuptlinge, die man wegen Missernte oder anderem Unglück tötete, oder auch die Frauen, die ihren gestorbenen Männern auf den Scheiterhaufen oder ins Grab folgten, alle diese mussten in den jenseitigen grünen Gefilden bleiben, sie kamen erst im nächsten Leben wieder in die diesseitige Welt zurück.

Bei Bestattungen sowie beim Opferritual spielte das Bilsenkraut als »Totenbegleitpsychedelikum« eine Rolle für die Sterbenden wie auch für die Hinterbliebenen. »Das war alte Sitte, wenn Opfer sein sollte, daß alle Bauern dahinkommen sollten ... am Gelage sollten alle Männer Bier haben«, schreibt Snorri Sturlson in der Saga Hakons des Guten (STRÖM/BIEZAIS 1995:228). Selbstverständlich war dieses zeremonielle Bier nicht das täglich getrunkene, leicht alkoholische Dünnbier, sondern eines, das den Teilnehmern die Pforten der transsinnlichen Wahrnehmung öffnet. Auf der ganzen Welt sind bei Bestattungs-, Toten- und Opferritualen Psychedelika bekannt, die es ermöglichen, das Mysteriengeschehen auf der jenseitigen Ebene zu verfolgen, und die es den Teilnehmern und Kultfunktionären gestatten, den Gestorbenen über die Schwelle hinaus ein Stück des Weges in die Totenwelt zu begleiten. Diese Rolle spielt der Hanf (*Cannabis*) traditionell in Indien und Zentralasien, der Fliegenpilz (*Amanita*) in Sibirien, Iboga (*Tabernanthe*) in Afrika und der Tabak, Brugsmansie, Yahé (*Banisteriopsis*), Peyote, die Prachtwinde (*Turbina corymbosa*) und etliche andere bewusstseinserweiternde Pflanzen in Amerika.[15]

Als Henkerssalbe und Henkerstrunk wurde das Bilsenkraut noch lange als »Totenbegleitpsychedelikum« verwendet. In einer Basler Gerichtsrechnung aus dem Jahre 1472 finden wir zum Bilsenkraut etwa den Vermerk: »sind ... Kosten ergangen über das Landgericht zu Augst als man den Knecht gerichtet hat mit dem Gift«. Und in einer Luzerner Apothekerrechnung an die Stadt aus dem Jahre 1570 heißt es: »mer 8 schilling umb bilsamsamen so des Henkers Knecht uff 12 Juli durch Geheiß geben« (Marzell 1995:57). Die Henkersknechte haben die Delinquenten nicht etwa mit Bilsensamen oder -saft vergiftet. Auch haben sie es nicht unbedingt aus Barmherzigkeit zur Schmerzlinderung oder zur Betäubung angewendet, obwohl diese Wirkung durchaus vorhanden ist. Es wurde vor allem gegeben, um den Blick der Opfer von der diesseitigen Welt auf die Jenseitige hinüberzulenken.

Dem arabischen Reisenden Ahmad Ibn Fadlan, einem Spion des Kalifen, verdanken wir einen einmaligen Bericht über nordgermanische Raubhändler – »diese schmutzigsten Geschöpfe Gottes« –, die im 11. Jahrhundert an der Wolga ihr Lager aufschlugen. Er war gerade anwesend, als ein Häuptling dieser Wikinger (Rus, Waränger) starb und in einem zehntägigen Totenfest zuerst begraben, dann, wieder ausgegraben, schließlich auf einem Totenschiff feuerbestattet wurde. Das Besitztum des Gestorbenen teilte man in drei Teile: ein Drittel bekam seine Familie, für ein weiteres Drittel ließ man kostbare Gewänder für den Toten schneidern, und für das letzte Drittel ließ man ein besonderes Bier brauen. Wie der gelehrte Araber schreibt: »Sie trinken dieses Bier Tag und Nacht, Nacht und Tag, bis zum Verblöden; oft geschieht es, daß einer stirbt, den Becher in der

[15] Bei Hinrichtungen im alten Israel waren anscheinend immer barmherzige Frauen dabei, die das Leiden der Verurteilten lindern wollten, indem sie ihnen Wein mit Myrrhe und betäubenden Pflanzen wie Opium, Hanf und Bilsenkraut brachten. Auch Jesus wurde in seiner schwersten Stunde so ein narkotisierender Trank angeboten, aber er nahm ihn nicht. (Winter 1998:62)

Hand« (Hasenfratz 1992:17). Auf die Frage der Familie des Häuptlings, wer den Toten in die jenseitige Welt begleiten will, antwortete eine junge Sklavin: »Ich«. Das einmal gegebene Wort konnte sie, nach Wikingerbrauch, nicht zurücknehmen.

Das todgeweihte Mädchen ging dann von Zelt zu Zelt; jeder Zeltbesitzer hatte Geschlechtsverkehr mit ihr und sagte: »Sage deinem Herrn: Ich habe dies nur aus Liebe zu dir getan.« Als dann all die prächtigen Gewänder fertig genäht waren, zog man das Totenschiff an Land und bahrte den Toten dort auf. Man tötete die Hunde und die Pferde des Häuptlings, legte Waffen, Bier, Früchte, Brot, Fleisch und Zwiebeln dazu.

Nun bestieg das mit Bier stark narkotisierte Mädchen ein Gestell. Drei Mal stieg sie hinauf und schaute von dort nicht mehr in die diesseitige Welt, sondern in das jenseitige »Odâinsackr«. Beim ersten Mal sprach sie: »Siehe da, ich sehe meinen Vater und meine Mutter!«; beim zweiten Mal: »Ich sehe da alle meine verstorbenen Verwandten sitzen!«; und das dritte Mal, nachdem sie eine Henne geopfert hatte, sprach sie: »Ich sehe da meinen Herrn im Paradies sitzen, und das Paradies ist schön und grün, und bei ihm sind Männer und Sklaven. Er ruft mich. Bringt mich zu ihm!« Jetzt führten sie sie aufs Schiff, gaben ihr noch einen Becher Bier, worauf sie ein Abschiedslied sang. Noch ein Becher wurde ihr gegeben, wieder trank sie und sang lange – zu lange, sodass das alte Weib, welche sie töten wird, sie ermahnte, bald damit fertig zu machen.

»Nun betraten sechs Männer das Zelt und alle hatten Geschlechtsverkehr mit der Sklavin. Dann ließen sie sie an der Seite ihres toten Herrn liegen, zwei Männer faßten sie bei den Füßen, zwei bei den Händen. Die alte Frau, die man den Todesengel nennt, schlang ihr ein Seil um den Hals und gab die gekreuzten Enden den zwei (restlichen) Männern zum Ziehen. Dann näherte sich die alte Frau mit einem breitklingigen Dolch, den sie ihr mehrmals zwischen die Rippen stieß, und die Männer strangulierten sie mit dem Seil« (Hasenfratz 1998:27). Anschließend wurde das Schiff in Brand gesteckt.

Das Gerüst, auf das die junge Frau stieg, um einen Blick in die Totenwelt zu werfen, ist das bekannte »Prophezei-Gerüst«, der erhöhte Zauberstuhl (*Seid-Hjaller*) auf das die Schamaninnen oder Seherinnen der Germanen stiegen, wenn sie ihre Zaubergesänge sangen, in Ekstase gerieten und so in die Zukunft oder die Anderswelt schauten, die Toten befragten und auch wahrsagten. Auch bei dem Apollo geweihten Orakel in Delphi bestieg die Seherin ein Gerüst, einen lorbeerbekränzten Dreifuß, um »mit rasendem Munde« weiszusagen. Wie bei den *Völvas* der Germanen scheint auch hier das Bilsenkraut die prophetische Trance induziert zu haben (Opler 1970:41). Auch beim Thing saß der Richter oder »König« auf einem solchen erhöhten Stuhl. Überhaupt ist es nicht ungewöhnlich, dass Schamanen in den Wipfeln von Bäumen, auf Baumplattformen, Türmen oder anderen Erhöhungen sitzen. Von Odin, dem Meister der Schamanen, berichten die alten Skandinavier, dass auch er einen Hochsitz bestieg – *Hlidskjalf*, »die Öffnung zum Hellsehen« – um in die ganze Welt schauen zu können.

Angeblich – so in etlichen populärwissenschaftlichen Schilderungen zum Thema – wird das Bilsenkraut auch »Altsitzerkraut« genannt. Den gebrechlichen, senilen Alten, die im Altenteil oder im »Stöckli« saßen und den Jüngeren zur Last fielen, hätten die Kelten und Germanen einen kräftigen Bilsenkrautsud gegeben und sie so ins Jenseits befördert (Höfler 1990:90; Haerkötter 1990:38). Das Gerücht hält sich hartnäckig – es würde auch gut zum Thema »Totenbegleitpsychedelikum« passen –, doch es ist eher unwahrscheinlich. Einzig in Ostpreußen gab es eine Pflanze, die »Altsitzerkraut« genannt wurde, und das war nicht das Bilsenkraut, sondern das aus Osteuropa stammende *Krainer Tollkraut* (*Scopolia carniolica*), ein nah verwandtes Nachtschattengewächs. Johannes Abromeit schreibt in der *Flora Ost- und Westpreußens* (Berlin, 1898): »Vermutlich deshalb, weil der Wurzelstock von alten Leuten, sog. ›Altsitzern‹, zu Heilzwecken gebraucht als auch in verbrecherischer Weise gegen ihr Leben angewandt wird« (Marzell 1979:180). Der Brauch dieser Art Euthanasie ist auch für

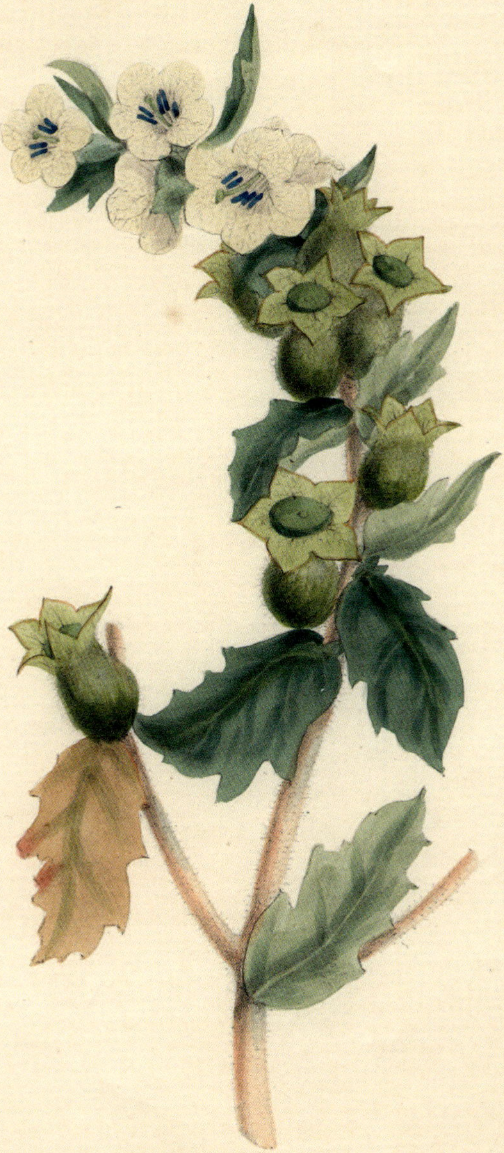

Hyoscyamus niger.

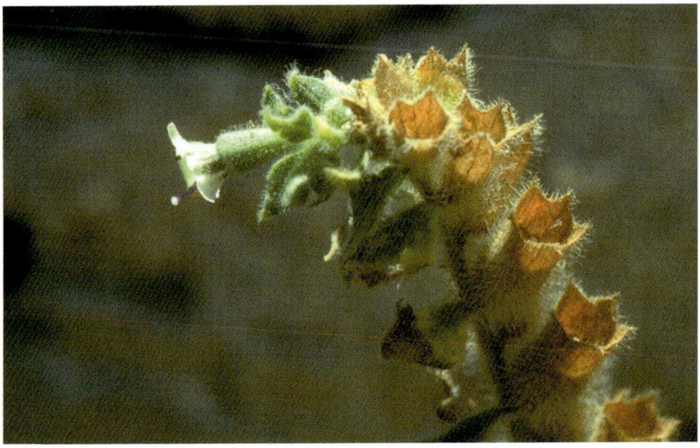

Hyoscyamus albus

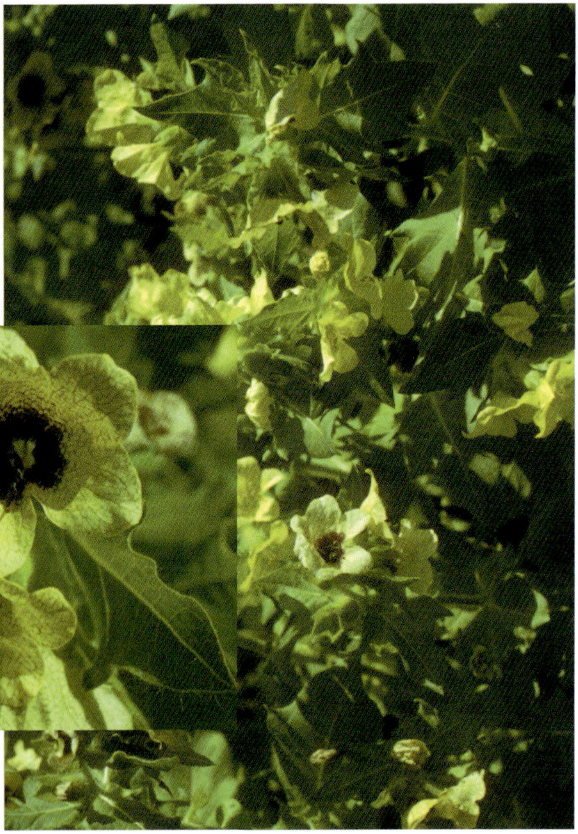

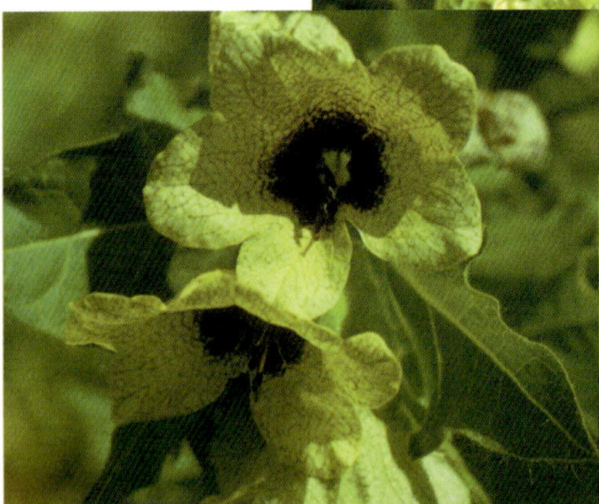

Hyoscyamus niger

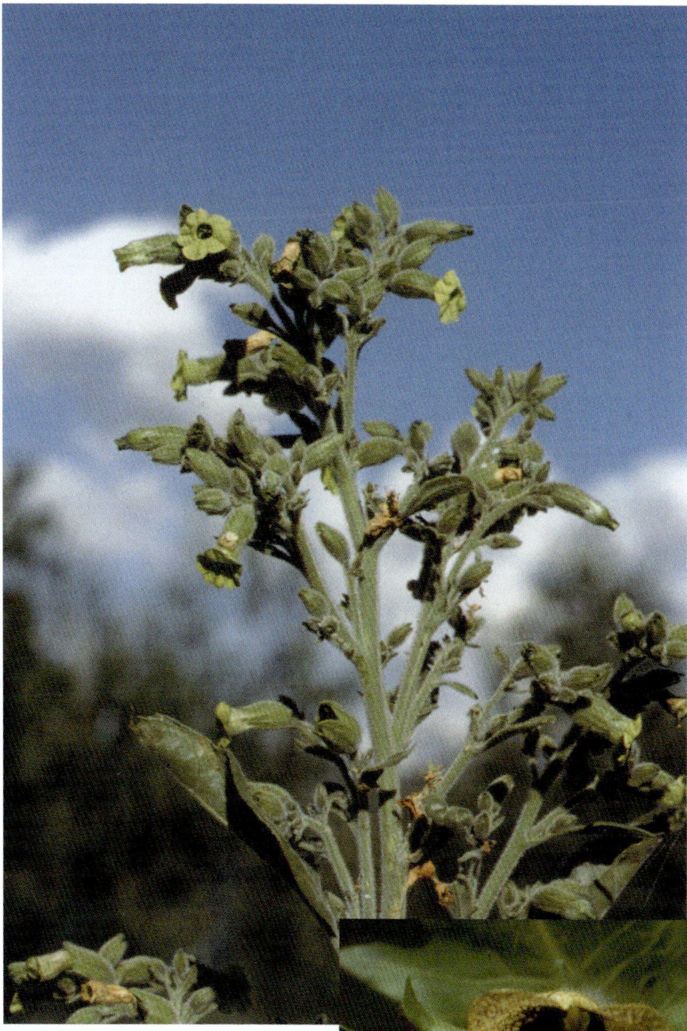

Nicotiana rustica

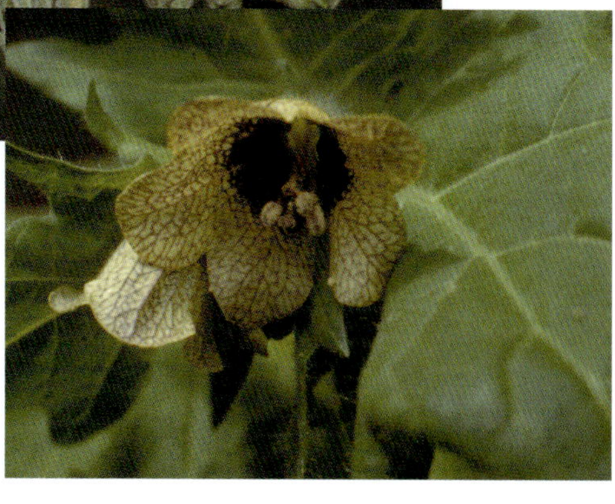

Hyoscyamus niger

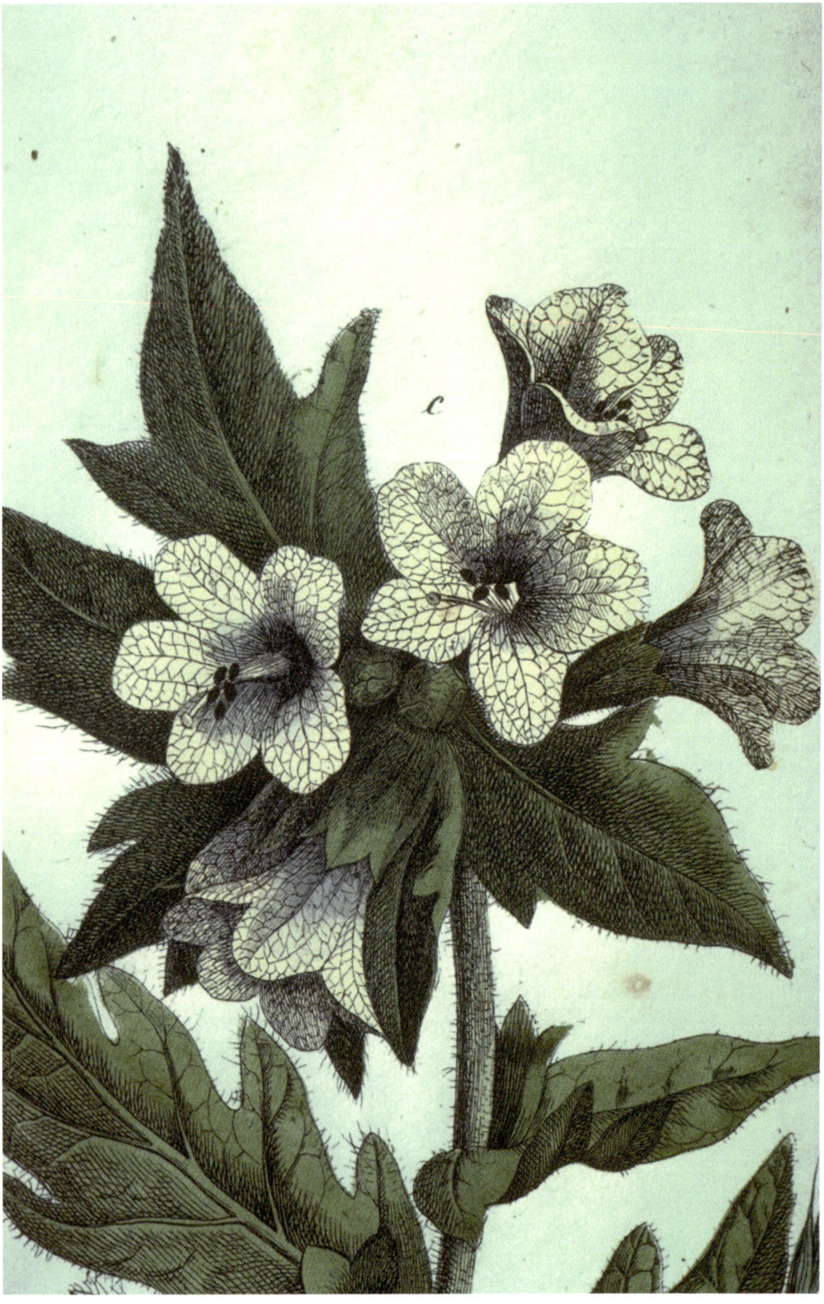
c

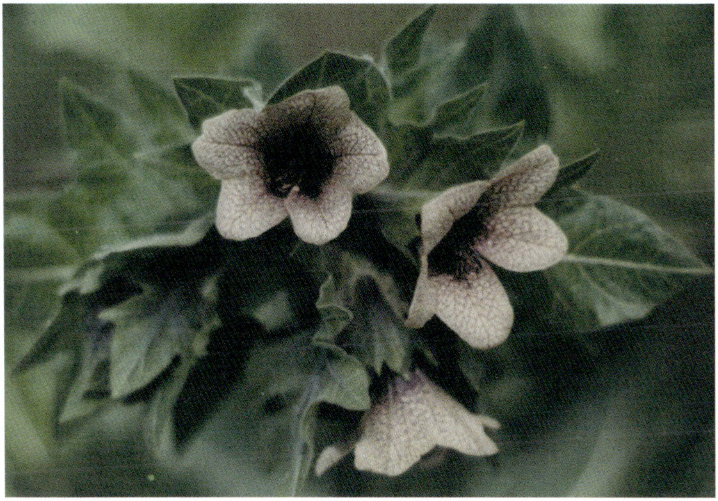

Hyoscyamus niger
Photo: Wolfgang Hörnlein

Hyoscyamus niger
Photo: Erwin Bauereiss

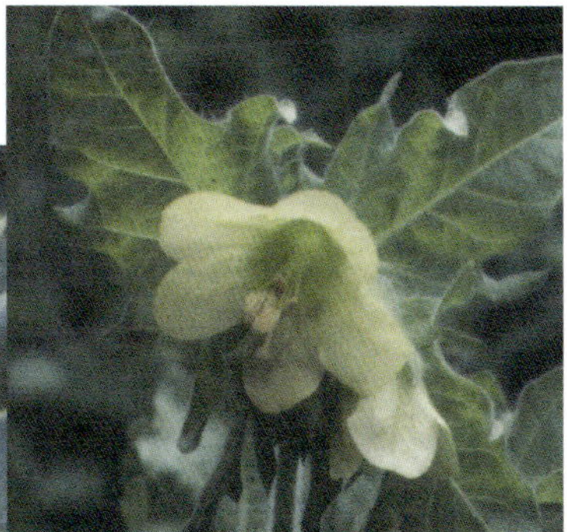

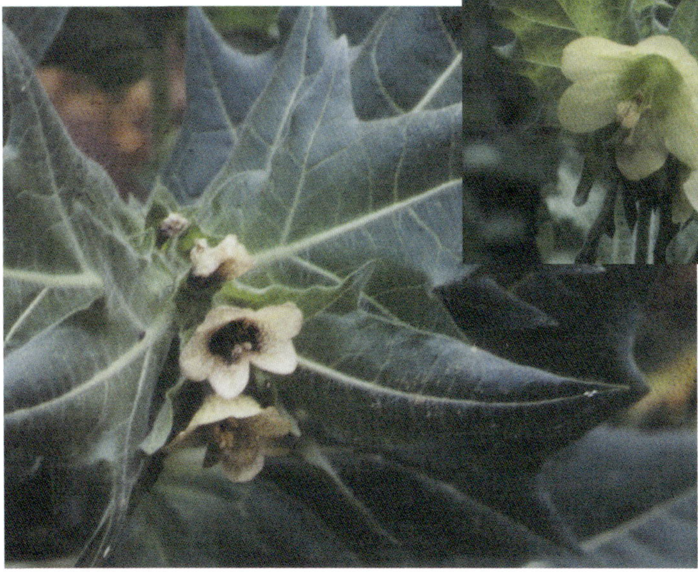

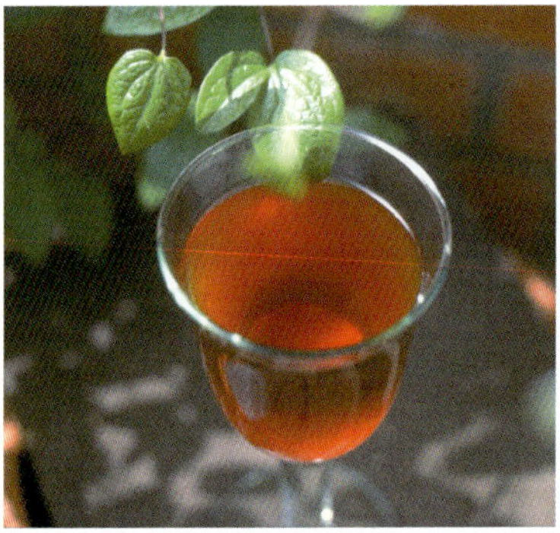

Bilsenbier mit seiner rötlichen Färbung

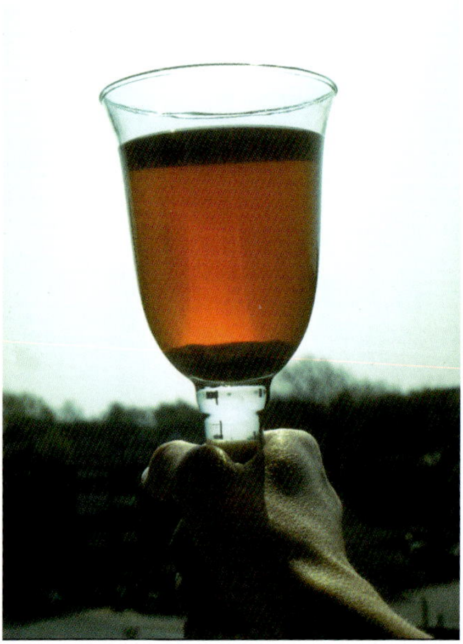

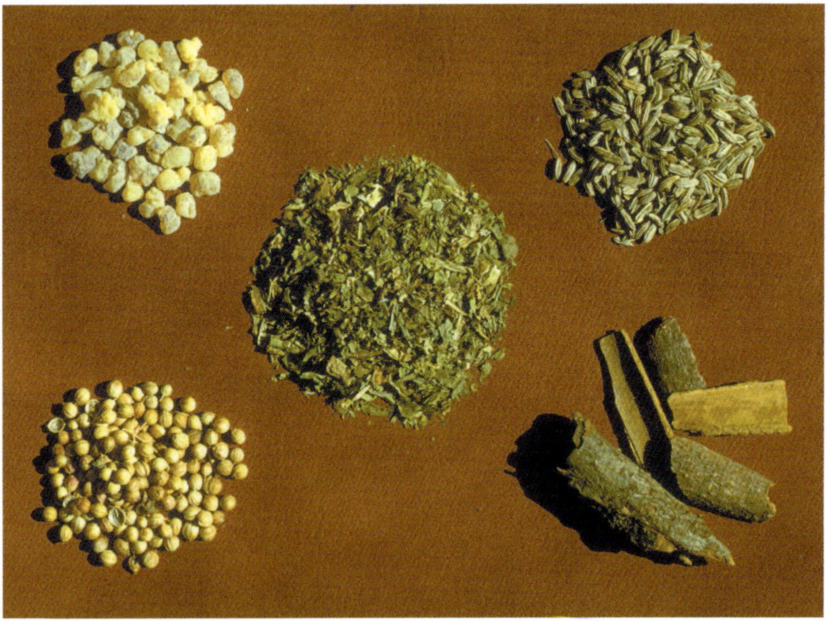

Räuchermischung

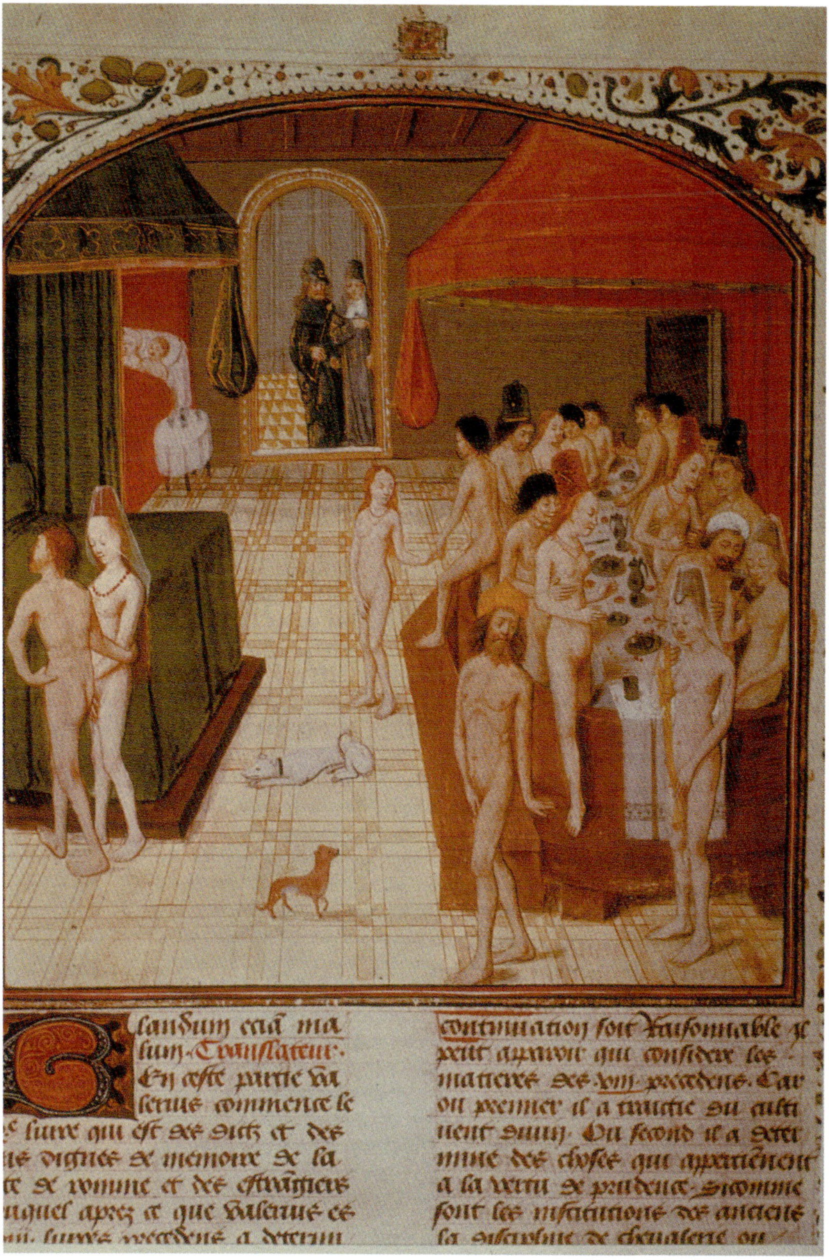

Mittelalterliche Badestube

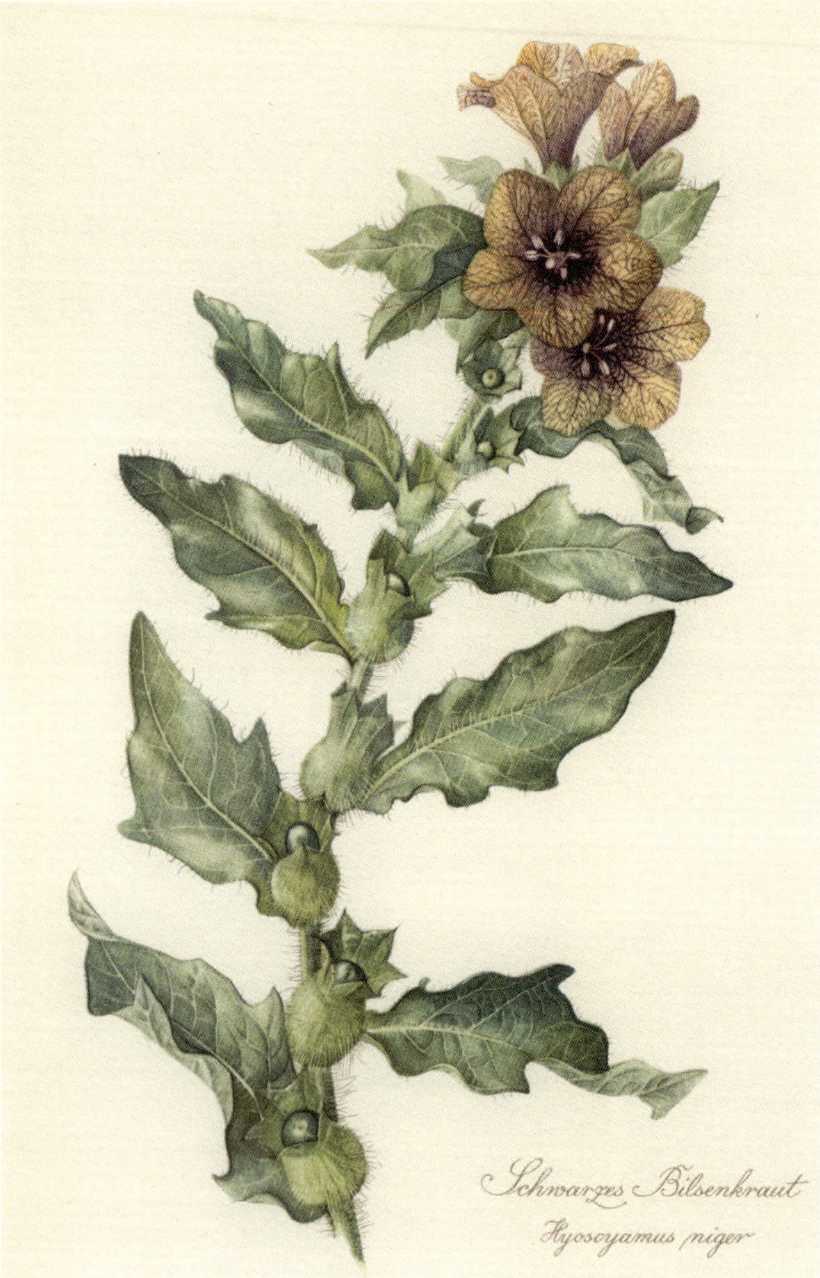

Schwarzes Bilsenkraut

Hyoscyamus niger

Litauen überliefert und gehört eher zum baltischen Kulturkreis. Altentötung gab es auch bei den Germanen, aber als Ausnahme und nur in schlimmen Notzeiten, und meistens auf eigenes Verlangen hin als eine Art Selbstopfer. Zudem wurden die Alten dann nicht vergiftet, sondern meist über einen Fels gestürzt, »damit sie zu Odin kommen« (Ström/Biezias 1975:214).

Gelegentlich wird das Bilsenkraut auch als *Nifelkraut* bezeichnet. Die Romantiker sahen in dem Wort sogleich einen Bezug zu dem Niflheim, die kalte, dunkle Nebelwelt der nordgermanischen Sage, oder noch besser, der Niflhel, jenem unfreundlichem Reich der Toten, der Wirkstätte der Todesgötttin *Hel*, eine von den Germanen gefürchtete Stätte, in der die Feiglinge und Verbrecher ein freudloses Dasein führen. Zu dem Gedanken passt auch, dass das Bilsenkraut auch als *Totenblumenkraut*, in Westfalen als *Dôenblaume*, in Niederöstereich als *Todtenkräutl*, in den Niederlanden als *Doodbloem* und bei den Wallonen als *Plantes des morts* bezeichnet wird. Nun, das Wort Nifel entstammt jedoch der alten Volksheilkunde. Mit Nifel bezeichnete man juckende Augen- und Hautkrankheiten, oder, in der Tierheilkunde, eine Speicheldrüsenkrankheit der Pferde, die mit Bilsenkraut behandelt wurde. Auch der Acker-Gauchheil (*Anagallis arvensis*), der heilkundlich ähnlich verwendet wurde, trägt diesen Namen (in Oberösterreich).

Bilsenkraut. Hyoſcyamus, vulgò
Iuſquiamus.

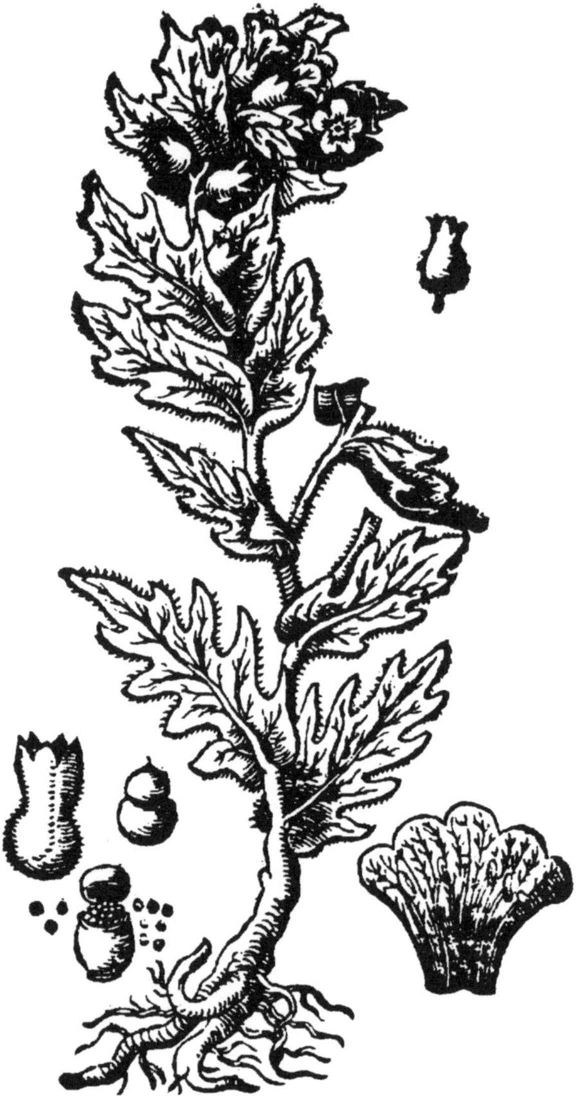

Das Bierkraut des Donnergottes

Thor hat den Vorsitz in der Luft,
er lenkt Donner und Blitz,
gibt Winde und Regen,
heiteres Wetter und Fruchtbarkeit.
(ADAM IV, 26)

Mit Bilsenkraut gebrautes Bier nimmt eine rötliche Farbe an.
Es wirkt stark berauschend und erotisierend.
Da die Alkaloide eine Trockenheit im Mund bewirken,
ist das Echte Pilsner das einzige Getränk,
von dem man immer durstiger wird, je mehr man davon trinkt!
(CHRISTIAN RÄTSCH, Ethnopharmakologe)

Nicht nur der Zauberer und Schamane Odin-Wotan, die holde Göttin des Lebens und der Liebe oder der lichte Bel-Baldur konnten sich in dem magischen Kraut offenbaren, sondern auch der mächtige Gewittergott *Donar*, beim einfachen Volk der beliebteste Gott, den die Skandinavier *Thor* und die Engländer *Thunar* nannten.
Donar ist einer der ältesten Götter, ein Urgott, den die neolithischen Bauern schon verehrten, lange ehe die indoeuropäischen Hirtennomaden die Steppen Westasiens verließen und über die Bauern Europas herfielen. Schon in der nordischen Bronzezeit in Schweden (BOHUSLÄN, 800 v.u.Z.) findet man Felszeichnungen des Hammergottes mit dem großen Phallos. Damals war er wahrscheinlich Gatte der Erdgöttin selber, und als solcher ist er Hüter der Erde und ihrer Schätze. Bergleute, Eisenhauer und Schatzsucher riefen ihn zum Schutz gegen tückische Erdgeister und boshafte, schätzehütende Drachen auf. Sie tranken das ihm geweihte Bilsengebräu (oder räucherten damit),

um die notwendige Hellsichtigkeit zu erlangen, die es bedarf, die finsteren Tiefen des Erdbodens auszuloten und die verborgenen Kostbarkeiten zu finden. Im Mittelalter wurden diese Bräuche dann auf den lindwurmtötenden, eisenbewehrten Ritter Georg übertragen.

Donar ist der Donnerer, der in den blitzzuckenden Gewitterwolken auf seinem von zwei Böcken gezogenen Wagen über das Land daherbraust. (Noch immer nennt man die schwarzen, sturmschwangeren Kumuluswolken »Gewitterböcke«.) Sein Rauschbart und die langen Haare sind feuerrot; rot blitzen auch seine Augen, wenn er sich im Kampfesrausch auf seine Feinde stürzt, die zugleich auch die Feinde der Ackerbauer und Hirten sind. Immer wieder kracht sein Hammer Mjöllnir auf die dicken Schädel lebensfeindlicher Eis-, Stein- und Frostriesen: Er zermalmt die Dämonen der Trockenheit, die bedrohlichen Drachen des Chaos und die heimtückischen Lindwürmer. Der Hammer, der wie ein Bumerang in seine starke Faust zurückkehrt, ist nicht aus Eisen geschmiedet, sondern es ist ein Feuersteinkeil. Der Flint enthält Feuer – Feuer des Blitzes, Feuer der geistigen Erleuchtung, Feuer der Leidenschaft und Zeugung. Es ist ein *Lingam*, dessen Berührung fruchtbar und lebendig macht. Segnenden Regen bringt er – Regen, nach dem sich die dürstende Erde, die Gebärfreudige, sehnt. Er bringt den Gewitterregen, der im Frühling die Scholle ergrünen lässt, und das Sommergewitter, das die Ernte reich und schwer werden lässt.

Da der funkensprühende Thorshammer fruchtbar macht, wurde er unter den Menschen noch lange verehrt und von Jung und Alt als Amulett getragen. Während der Trauung wurde er der Braut in den Schoß gelegt:

Bringt mir den Hammer, die Braut zu weihen,
legt den Mjöllnir der Maid in den Schoß
und gebt uns zusammen nach eh'licher Sitte.
(*Thrym-Lied* 30)

Das Trinkhorn mit dem Hochzeitsbier wurde dem Donnerer, vor allen anderen Göttern, zuerst geweiht. Ein Gewitter am Hochzeitstag galt als gutes Omen.

Der Hammer macht nicht nur den Leib fruchtbar, sondern auch den Geist. Im Menschen zeugt er den Blitz der Einsicht, der plötzlichen Erkenntnis. Er vertreibt das schleichende, giftende Gewürm düsterer, unfruchtbarer, dunkler Gedanken. Deswegen wurde beim Thing (Ding) Thors Hammer oder das mit dem Hammer gesegnete Trinkhorn – ähnlich dem *talking stick* bei den Ratsversammlungen der Indianer – sonnenläufig von einem Teilnehmer zum anderen weitergereicht. Die Eiche, ein Baum der bekanntlich den Blitz anzieht, war schon in vorindogermanischen Zeiten dem Gewittergott geweiht.[16] Das Thing fand, folgerichtig, unter einer Eiche statt. Somit konnte der Blitz der Intuition, wie ein himmlisches Feuer, auch die Richter und Ratenden erleuchten.

Der Sommerbock

Das einfache Landvolk liebte Donar-Thor mehr als den trickreichen Odin. Er war – wie die Bauern selber – unkompliziert, ehrlich, stark und gütig. Man konnte sich auf sein Wort verlassen. Er besaß einen größeren Saal als die anderen Götter, eine Art Bauern- und Arbeiterparadies namens *Bilskirnir*, wo es nie an Bier mangelte. So verlockend es auch sein könnte, den Namen mit dem Bilsenkraut in Verbindung zu bringen, so bedeutet er lediglich, »der einen Augenblick (*bil*) Leuchtende (*skirnir*)« (Golther 1985:262).[17] Thor war stark wie ein Bär und wie dieser war er stark behaart. Auch hatte er immer einen Bärenhunger. Auf Reisen schlachtete er seine Böcke, briet und verspeiste sie. Dann legte er die Knochen wieder sorgfältig zusammen und indem er sie mit dem Hammer berührte, sprang der Funke des Lebens wieder in die Tiere. Folglich segneten die Germanen ihre Toten mit dem Hammer Thors, damit auch sie eines Tages wieder ins Land der Lebenden zurückkehren konnten.

---

[16] Noch immer gilt der Rat, wenn einem auf freier Flur ein Gewitter überrascht: »Den Eichen sollst du weichen, Buchen sollst du suchen.« Eichen, die tief wurzeln und oft auf Wasseradern wachsen, ziehen tatsächlich den Blitz an.

[17] Dass Thors Halle Bilskinir nach dem Bilsenkraut benannt wurde, ist ebenso unwahrscheinlich wie die Vermutung, dass es sich bei der Asin (Göttin) Bil um die »Bilsenfee« handelt. Bil scheint mit dem Licht des abnehmenden Mondes assoziiert gewesen zu sein.

Vor allem aber hatte er, wie auch Indra, Jupiter, Perkunos und andere Gewittergötter, einen riesigen, unstillbaren Durst. Regenbringer sind gewaltige Zecher und ebenso große Brunzer. Das Trinkhorn konnte Donar in einem Zuge ausleeren. Nur einmal gelang ihm das nicht, als ein Riese ihm auf eine Wette hin ein Trinkhorn reichte – es war das Meer selber. (Als er einen Zug davon nahm, entstand zum ersten Mal Ebbe.) In den brodelnden Gewitterwolken sahen die europäischen Eingeborenen seinen gewaltigen Braukessel, im herabströmenden Regen das Wolkenbier (BÄCHTOLD-STÄUBLI, Bd. 1, 1987: 1258). Den Kessel hatte er dem Riesen Hymir im Gewitterkampf abgenommen und darin braut er nun das festliche Bier der Asengötter. Diesem göttlichen Braumeister und maßlosen Genießer der berauschenden Gebräue wurden alle Biere und Bierkräuter (Gundermann, Schafgarbe, Rauschbeere, Heide, Sumpfporst, Gagel usw.) geweiht. Allen voran das Bilsenkraut.

Das Mittsommerfest, die Sommersonnenwende, war einst ein wildes, orgiastisches Fest, in welchem sich die Götter und Geister unter das feiernde Volk mischten und ein menschlicher Stellvertreter des Sonnengottes (oder des Eichen- und Sommergottes) geopfert und ins Jenseits geschickt wurde. Mit seinem frischem Blut wurden alle Anwesenden betupft oder besprengt, um sie zu segnen und seine Heilkraft auf sie zu übertragen.[18] Es handelt sich dabei um einen für uns grausamen und kaum mehr nachvollziehbaren neolithischen Kultus, der aber in irgendeiner Form bei fast allen Pflanzer- und Bauernvölkern vorhanden war. Diesem Kult liegt ein Mythos zugrunde, in welchem die Sonne, als Sohn des blitzkeiltragenden Gewittergottes und der alles ernährenden Erdmutter, mit ihrem Blut die Scholle befeuchtet, um die Fruchtbarkeit der Welt zu erneuern.[19] Vieles deutet darauf hin,

---

[18] Das Segnen mit dem Opferblut nannten die Germanen *blótinn* oder *blóta* (»heilig machen«, »mit Macht erfüllen«). Der Begriff liegt dem englischen *blessing, to bless* zugrunde.

[19] Der Tod des Sonnengottes Baldur wurde später, nach der Bekehrung, durch den Mythos der Enthauptung Johannes des Täufers ersetzt. Auch der Donnergott, der im mittsommerlichen Mysteriendrama ebenfalls eine zentrale Rolle spielte, wurde durch Johannes ersetzt. Johannes ist der »Blitzpatron«, der vor Blitzschlag schützt. Mit »Johanniskräutern«, die zur Sonnenwendzeit gesammelt wurden, räucherten die Bauern bis ins 19. Jahrhundert gegen Blitzschlag.

dass im neolithischen, megalithischen und bronzezeitlichen Europa das Sommerfest als die Hochzeit, als Hieros-Gamos der gebärenden Erdgöttin (Frau Holle, der Göttermutter Ana oder Dana) und des Hammergottes – der den fruchtbarmachenden Gewitterguss, das berauschende Soma und das lebenszeugende Sperma spendet – verstanden wurde (FRAZER 1992:234).

Noch bis ins Mittelalter tanzten, sangen und zechten die Menschen zu Johanni zwölf Tage lang in wilder Ausgelassenheit. Wie ihre heidnischen Vorfahren sprangen sie, oft nur mit einem Gürtel aus Beifußkraut bekleidet und mit Gundelreben bekränzt, durch die reinigende Lohe des Mittsommerfeuers. So hoch man springt, hieß es, würde das Korn und der Flachs wachsen. Dem Donnerer und der Holle geweihte Kräuter (Beifuß, Hartheu, Mariengras, Raute u.a.) – die man dann im christlichen Mittelalter selbstverständlich dem Johannes und der Maria zuschrieb – wurden in der Lohe verbrannt (STORL 1996:52). Der ölhaltige Sporenstaub des Bärlapps (*Lycopodium*), das so genannte Hexenmehl oder Blitzpulver, wurde ins Feuer geworfen – ein dramatischer Licht- und Explosionseffekt, den sich die steinzeitlichen Schamanen ebenso wie die Theaterdirektoren vergangener Jahrhunderte zu Nutze machten (STORL 1992:157). Auch mit dem Eisenkraut (*Verbena*), dem Kraut der Schmiede, dem Kraut, das das männliche Glied »hart wie Eisen macht« und mit blumengeschmückten Liebeslagern im Freien feierte man einst den Hammergott und die Göttin.

Der bockreitende, berauschte Gewittergott wurde in neolithischen Zeiten selber als potenter, hörnertragender Bock aufgefasst, der die Erdgöttin, die als lüsterne Ziege erscheint, bespringt und begattet. Das Wort *Bock* läßt sich vom indogermanischen **bhag* ableiten und bedeutet »der Spendende«, der »Ausgießende«. Der indische Begriff *Bhagwan* bedeutet schlicht »göttlicher Befruchter«. *Bog* ist ebenfalls die slawische Bezeichnung für »Gott«. (Bogomilen oder »Götterfreunde« nannte sich eine bedeutende südslawische Sekte.)

Wie beim Maienfest wurde auch beim Mittsommerfest ein rauschiges *Bocksbier*, ein »Götterbier«, gebraut. Dass das Bockbier nach dem alkoholreichen Einbecker-Bier aus Norddeutschland benannt wurde, ist, wie CHRISTIAN RÄTSCH hervorhebt, kulturgeschichtlich betrachtet eher lächerlich (RÄTSCH 1996:131). Das Bockbier war wie die alkoholischen Vergärungsgetränke bei anderen primitiven Völkern ein mit psychoaktiven Substanzen versetztes, besonders für die Festzeiten gebrautes Getränk. Nicht dumpf und duselig sollte das Gebräu die Menschen machen, sondern sie sollten selber die wilde Bocksfahrt antreten können. Der mit dem Hammer geweihte Minnetrunk des bockreitenden Gewittergottes sollte ihnen, gleichsam wie ein Prellbock, die Pforten zur Anderswelt aufsprengen.[20] Wie bei den Naturvölkern in Afrika, Asien und anderswo wurden die Götter geladen mitzutrinken, ebenso wie die Ahnen und Naturgeister. Die Christen, die das sommerliche Trinkfest nicht verbieten konnten, feierten weiter ihre mittsommerlichen Trinkgelage im Andenken an Johannes den Täufer. Der Minnetrunk der Götter wurde zur »Johannisminne«, »Täuferminne« oder zum »Johannistrunk«; und der Täufer selber wurde zum Patron der Gastwirte erklärt (BÄCHTOLD-STÄUBLI IV 1987:758).

Die sich zu Mittsommer ereignenden »Johanniswunder«, die vielerorts noch bis Anfang der Neuzeit belegt sind, sind wahrscheinlich vor allem auf das psychedelisch wirkende Bilsenbier - vielleicht auch auf Narrenschwämme - zurückzuführen. Von folgenden Wundern wird da berichtet:

- Frau Holle mischt sich persönlich unter die Trunkenen und Tanzenden.
- Die Sonne steht still oder macht drei Sprünge.
- Wasser verwandelt sich in Wein.
- Pferde können plötzlich reden. (Wie auch in der Weihnachtsnacht.)
- Seltsame Laute werden gehört: Glockengeläut von unter dem See; Musik tönt aus dem Berg.
- Versunkene Städte und Schlösser werden sichtbar.
- Weiße Jungfrauen zeigen sich und wollen erlöst werden.

[20] Der nordgermanische Häuptling oder Gastgeber, der zum Anlass eines Opfers oder großen Festes zum *Minnetrinken* lud, segnete den Becher zuerst mit Thors Zeichen, trank dann dem Odin zu »für Sieg und Reich dem König«, dem Njörd und Freyr »für Jahr und Frieden« und zuletzt dem göttlichen Barden Bragi und den verstorbenen Ahnen (STRÖM/BIEZAIS 1975:229). Das Wort *Minne* bedeutet »etwas liebevoll ins Gedächtnis rufen«.

- Man sieht, wie die Zwerge unter dem Hofholunder Hochzeit feiern und wie die Ottern ihrem König huldigen.
- Geister, Nixen und Elfen ziehen durch die Landschaft.
- Krebse fliegen durch die Luft. Da sie sich oft in Blütenkelchen niederlassen, muss man beim Beschnuppern von Blumen Acht geben, dass man sich keine blutige Nase holt.
- Um Schlag Mitternacht kann man glühende Johanniskohlen unter dem Knäuel oder der Beifußstaude finden. Oft werden diese Kohlen von einem Höllenhund mit tellergroßen, glühenden Augen bewacht. Wer seine Angst überwindet und die Kohlen ergreift, der wird in allen seinen Angelegenheiten Glück haben; er ist im Besitz eines Allheilmittels. In der Tasche getragen, schützen die Zauberkohlen vor dem Biss tollwütiger Hunde.
- In der Johannisnacht kann man die Springwurzel oder das Sprengkraut holen, mit dem man verschlossene Schlösser aufsprengen kann – auch den Keuschheitsgürtel einer Geliebten. Um die Wurzel zu erlangen, muss man kopulierende Frösche trennen und das Weibchen einsperren. Das Männchen kommt dann mit der Springwurz angehüpft, um das Weibchen zu befreien. Oder man stopft das Loch eines Spechtes mit Lehm zu. Der Vogel holt sich das magische Kraut, um den Pfropfen herauszusprengen. Man muss sich rot anziehen und ein Feuer machen, so wird er vor lauter Schreck das begehrte Kraut fallen lassen.
- Der *Bilwis*, ein Naturdämon mit Hörnern, reitet auf einem Bock oder einem Eber über die reifenden Getreidefelder und schneidet seltsame Muster hinein.[21]
- Hexen sammeln ihre Kräuter.
- Das Farnkraut blüht um Mitternacht und trägt Samen. Wer diese auf einem Königskerzenblatt sammelt und aufbewahrt, kann sich unsichtbar machen, kann die Tiere verstehen und hat Glück im Spiel und mit dem anderen Geschlecht. Die Samen – so hieß es bezeichnenderweise – findet man nur, wenn man ein Jahr lang nicht betet und kein Weihwasser berührt.

- Es ist eine Orakelzeit: »Wenn man neun Kräuter unter das Kopfkissen legt, träumt man Zukünftiges.« Wenn ein Mädchen durch einen Beifußstrauß in die Feuerglut blickt, wird sie Auskunft über das künftige Liebesleben erhalten.

Die Johannizeit gilt aber auch als eine sehr gefährliche Zeit: Warum das so ist, ist eigentlich kein Rätsel. Jeder ist berauscht, jeder ist »high«! In diesem abgehobenen Zustand könnte man versehentlich auf das Irrkraut treten und sich hoffnungslos verlaufen. Blutige Nasen gab es immer wieder, doch wer weiß, ob sie vom Hinfallen oder von »fliegenden Krebsen« herrührten, die einen kniffen, wenn man an Blumen schnupperte? Man könnte auch der Fall- und Tanzwut verfallen. Aus dem Mittelalter wird berichtet, dass das Bedürfnis Reigen zu bilden und zu tanzen, bis die totale Erschöpfung eintritt, wie eine psychische Epidemie um sich griff. Manch ein Feiernder tanzte mit den Elfen und blieb dabei auf der Strecke oder kehrte erst nach Jahren heim, obwohl es ihm vorkam, als sei er nur wenige Stunden bei den anmutigen Andersweltlichen gewesen.
Auch Todesopfer forderte die Johanniszeit: »Einen tiefen Schwimmer, einen hohen Klimmer«, sagten die Bayern. Man fürchtete sich sehr, dem Blitz zum Opfer zu fallen. Vorsichtshalber opferten die Bau-

---

21 Der *Bilwis* gilt heute nur noch als Getreidedämon, den die Bauern fürchten. Er hat einen langen Bart und verfilzte Haare (Pilwiszotten). Um Johanni reitet er einen Bock durch das Getreidefeld, murmelt dabei Zaubersprüche und wen er sieht, den beschießt er mit Krankheitspfeilen. An den Füßen trägt er Sicheln, mit denen er seltsame Muster in das Kornfeld schneidet, den so genannten Hexengetreideschnitt oder Pilwisschnitt. (Haben etwa die heutigen Kornkreise damit zu tun?)
Eigentlich jedoch war der Bilwis, »der Wundersames Wissende«, ein heidnischer Priester im mitsommerlichen Kult der Fruchtbarkeit. Erst die christlichen Missionare haben ihn als Rivalen verteufelt.
Die Germanen opferten einen Bock für die Fruchtbarkeit des Ackers. Dieser Bock verwandelte sich dann in den »Korn-, Hafer-, Roggen-, oder Bohnenbock«, der die Wachstumskraft des Feldes symbolisierte. Damit diese Wachstumskraft, die sich manchmal recht ungestüm und ›bockig‹ verhielt, nicht das Feld verläßt, steckten die Bilwispriester Ebereschenruten (die Eberesche ist dem Donar geweiht) und »Wolfskräuter« wie die Arnika (Bergwolfsverleih) rund um den Acker. Anscheinend tanzten sie in Ekstase auf dem Feld – vom Getreidebock partizipatorisch ergriffen – schnitten einige Halme, segneten sie mit Zaubersprüchen und Bierlibationen und sahen zu, dass der Bock nicht in die Wildnis entspringt, sondern im Herbst, als »Erntebock« eingefahren werden konnte. Noch im späten Mittelalter wurden »Bilwisse« oder »Pilwisse« als Hexen oder Zauberer von der Inquisition zum Tode verurteilt (Bächtold-Stäubli I 1987:1317). Bilwisse waren Priester des archaischen Gewittergottes – Donars Frau Siv, die Goldhaarige, ist bekanntlich Göttin des Getreidefeldes, und es war Loki, der ihr im Augustmond die Haare abschnitt. Alles deutet darauf hin, dass das Bilsenkraut, bzw. das Bilsenbier bei ihrem Kultus eine zentrale Rolle (Trankopfer für die Erde, Ekstasemittel) spielte.

ern einen schwarzen Hahn oder eine Henne, oder auch Kinderkleider. Am Neckar wurde Brot in den Fluß geworfen, sonst nahm sich der Flußgeist ein Menschenleben oder eine Kuh.
In Anbetracht solch närrischen Treibens ist es ja nur allzu verständlich, dass der bayrische Regent 1516 mit dem ersten deutschen Reinheitsgebot den Zusatz dieser tollmachenden Kräuter im Bier unter Strafe stellte. Wo sollte das auch hinführen! In einer archaischen Stammeskultur mag es möglich sein, über Tage hinweg zu feiern, zu tanzen und im ekstatischen Rausch mit den Göttern und Elfen zu verkehren. Nun aber, im 16. Jahrhundert, in einem Zeitalter, in welchem die Syphilis die Lust zur angstbesessenen Begierde degradierte und die Inquisition wütete, war wenige Anlass zur Freude. Und noch mehr, in dem unsicheren Zeitalter, in welchem die Akkumulation von Kapital als eine vernünftigere Variante der Zukunsftssicherung empfunden wurde als der ekstatische Verkehr mit den Naturgöttern, in einem Zeitalter, in dem sich eine nüchtern-rationale, objektive Naturwissenschaft gegenüber der mystischen Sicht zunehmend durchsetzt, konnte das Ekstasekraut nur noch als Giftgewächs oder Hexenpflanze begriffen werden. Mit dem aufkommenden Manufakturwesen sollten die Werktätigen außerdem Arbeitsdisziplin und Pünktlichkeit lernen und nicht wegen eines brummenden Schädels erst am Mittwoch zur Arbeit kommen, wenn sie doch am Montag erwartet wurden.
In diesem 16. Jahrhundert wetterte der Leibarzt des Bischofs zu Speyer, Jakob Theodor, der sich Tabernemontanus nannte, in seinem *New Kreuterbuch:* »Biere mit Bilsensamen soll niemand trinken, denn diejenigen, so das Leben verwirkt haben, denn sie bringen Hirnwüten, Unsinnigkeit und bisweilen den jähen Tod«; und: »Die aber mit Bilsensamen und anderen dergleichen schädlichen Dingen das Bier stärken, sollen verworfen und verdammt werden, und sollte man diejenigen, so mit dergleichen schädlichen Künsten das Bier verfälschen, als abgesagte Feinde des menschlichen Geschlechts, als Dieb und Mörder an Leib und Leben strafen.«
Aber noch lange wurde das Bier gebilst. Während der Wirren und Leiden des Dreissigjährigen Krieges wurde viel des starken Pilsenbieres

getrunken: In Grimmelshausens *Simplicius* lesen wir: »Welcher aber am besten saufen konnte, wußte sich dessen groß zu machen; zuletzt dürmelten sie alle herum, als wenn sie Bilsensamen gefressen hätten.« 1649 erließ die bayrische Obrigkeit wieder eine Polizeiverordnung, die zwar ein wenig Salz, Krammetsbeer (Wachholderbeeren) und Kümmel im Bier erlaubte, »wer aber Kräuter und Samen, fürnehmlich Bilsen ins Bier tut, der soll, wie der Verkäufer solcher Kräuter, nach Ungnaden gestraft werden.«
Inzwischen soll es wieder Hexen und Heimbrauer geben, die nicht davor zurückscheuen, ihre abenteurerlichen Biere mit dem gefährlichen Pilsner Kraut zu würzen. Gefährlich ist vor allem, dass dieses Bier, aufgrund der parasympathikolytischen Wirkung (u.a. trockener Mund), nicht den Durst stillt, sondern noch durstiger macht.

Regenmädchen

Bilsenkraut, das giftige Nachtschattengewächs – so fabulieren einige Stubengelehrte –, sei deshalb im heidnischen Europa mit dem Gewittergott assoziiert und zum Regenzauber verwendet worden, weil es »toxische Gehörhalluzinationen« verursacht, die an strömenden Regen erinnern (HÖFLER 1990:91). Das Rauschen, das der Berauschte vernimmt, ist jedoch keine Halluzination, sondern es ist das Gewahrwerden, das Sensibelwerden für das Rauschen des eigenen Blutes durch die Blutgefäße des eigenen Leibes sowie für das Rauschen und Raunen der Naturgeister. Nicht Gehörhalluzinationen sind für den Gebrauch des Bilsenkrauts als Wetterzauberkraut verantwortlich, sondern die von dem Kraut tatsächlich hervorgerufene psychische Fähigkeit »hinauszugehen« und mit den Elementarwesen, den Geistern der Wolken und des Wassers, Kontakt aufzunehmen.
Überall, wo es wuchs, haben schamanisch begabte Menschen das Bilsenkraut dazu verwenden können. Die australischen Ureinwohner benutzten den mit dem Bilsenkraut verwandten Wildtabak (*Nicotiana* spp.) zum Regenmachen (RÄTSCH 1998:393). Bei den Germanen

wurden junge Frauen und Mädchen dazu auserkoren, zu den Regenwesen, zur »Regentrude« zu gehen, um sie wachzurütteln. Dass ein derartiger Regenzauber tatsächlich wirkt, müssen verblüffte Ethnologen immer wieder hinnehmen. Mit dem gängigen materialistischen Wissenschaftsparadigma ist das nicht zu erklären; wer jedoch etwas über schamanische Fähigkeiten und die Kraft des Bilsenkrauts weiß, weiß auch, daß es nicht ausgeschlossen ist, mit den Elementargeistern zu sprechen und ihnen eine Bitte anzutragen. Nur muß derjenige, der zu diesen Wetterwesen pilgert, rein, klar und unverdorben sein. Sein Anliegen darf nicht von egoistischen Motiven getrübt sein – etwa dem Wunsch nach sonnigem Wetter beim lokalen Fußballspiel oder das Bedürfnis, vor den anderen als wetterbeherrschender »Schamane« zu brillieren. Deswegen waren die bevorzugten Boten meistens Menschen mit lauterem Lebenswandel oder, noch besser, unschuldige Kinder, vor allem begabte, vorpubertäre Mädchen (MÜLLER-EBELING/ RÄTSCH/ STORL 1998:62).

«Regenmädchen« gab es noch im 11. Jahrhundert, zumindest in Hessen und am Rhein. Wie wir aus dem Buß- und Beichtbuch des um 1025 verstorbenen Bischof BURCHHARD VON WORMS vernehmen, wurde das Regenmachen, bei zwanzigtägiger Kirchenbuße mit trockenem Brot und Wasser, verboten. Der Beichtvater berichtet in seinen Aufzeichnungen, dass sich bei anhaltender Dürre die Mädchen versammelten und eine auserwählten, die sie dann vollständig entkleideten und zu einer Stelle außerhalb des Dorfes führten, wo Bilsenkraut wuchs. Sie musste dann die Pflanze, samt Wurzel, mit dem kleinen Finger der rechten Hand herausreißen, an die Zehe seines rechten Fußes binden und es beim Gehen nachschleppen. (Die rechte Seite galt als die Lebensseite, die linke als die Todesseite). Die anderen Mädchen trugen Ruten in den Händen. Sie führten das Regenmädchen dann an den nächsten Fluß, besprengten es mit Hilfe der Ruten mit Wasser und sangen Zaubergesänge (*Incantationes*) dazu. Endlich führten sie die nackte Jungfrau ins Dorf zurück. Sie musste dabei rückwärts, »die Füße nach Art des Krebes aufsetzend und bewegend«, gehen.

Im ganzen Mittelalter wurden Wind und Wetter noch mit Bilsenkraut beschworen. Von ähnlichen Ritualen, in denen nackte Regenmädchen mit Wasser besprengt werden, wird aus dem heutigen Balkan berichtet. Noch 1825 sollen abergläubische Landleute in einem Dorfe am Rhein versucht haben, den erwünschten Regen herbeizuzaubern, indem sie Bilsenstengel in eine Quelle tauchten und dann den heißen Sand besprengten. (Bächtold-Stäubli I 1987:1307)

Auch Shakespeare läßt im *Macbeth* – natürlich dramatisch überspitzt – seine drei Hexen bei Blitz und Donnerschlag zusammenkommen, um mit allem möglichen Scheuselkram, darunter der *zähe Saft des Bilsenkrauts*, Unheil zu beschwören:

Sumpf'ger Schlange Schweif und Kopf
Brat' und koch im Zaubertopf:
Molchesaug' und Unkenzehe,
Hundemaul und Hirn der Krähe;
Zäher Saft des Bilsenkrauts,
Eidechs'bein und Flaum vom Kautz;
Mächt'ger Zauber würzt die Brühe
Höllenbrei im Kessel glühe!

Schwartz Bilsenkraut.

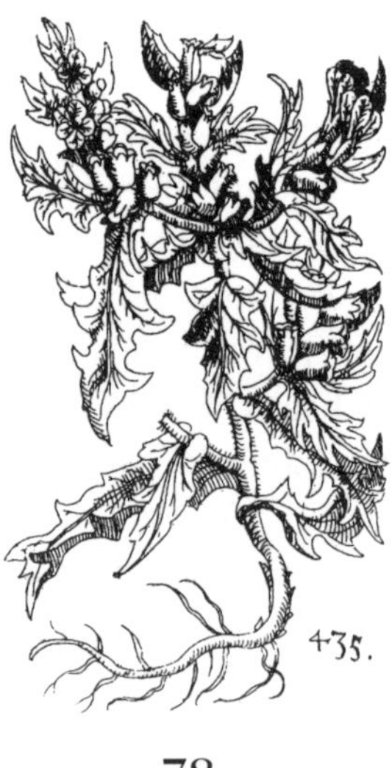

Hyoscyamos: Die Saubohne

So die wilden Schweine von diesem Kraut essen,
kommt sie der Krampf oder Tropff an
aber die Natur hat sie ein Artzeney gelehrt,
eylen alsbald zum Wasser,
fahen Krebse und essen sie,
darmit wird jnen geholfen.
(MATTHIOLUS-CAMERARIUS, 1586)

Wir haben schon gesehen, dass das Bilsenkraut als *Pythonion*, »Kraut des unterirdischen Drachen« oder als *Prophetenkraut* eine wichtige Rolle im Orakel von Delphi spielte. Nachdem der lichthafte Apollo den Drachen getötet hatte, weissagte er nun an dem Mysterienort durch dessen Priesterin, die Pythia. So wurde die Drachenpflanze zum »Kraut des Apollo«. Dieser aber, ein hyperboräischer Gott, war ein Neuling im Pantheon der Griechen. Viel älter für den Mittelmeerraum ist also die Bezeichnung *Hyoskyamos*, was so viel wie »Schweinebohne« (von griechisch *hyós* = Schwein, *kyamos* = Bohne) oder »Saubohne« bedeutet.[22]
Die heutige griechische Folklore erzählt, dass der Name Schweinebohne davon herrühre, weil die mächtige Zauberin *Kirke* das tollmachende Kraut für einen Zaubertrank benutzte, um die Männer des Odysseus, dessen Schiff auf ihrer Insel gestrandet war, in grunzende Schweine zu verwandeln. Mit Rüsseln und dicker Schwarte ausgestattet aber noch im Besitz menschlichen Bewußtseins, wurden sie in ei-

[22] Das im antiken Mittelmeerraum verwendete Bilsenkraut ist nicht unbedingt das Hyoscyamus niger. Es handelt sich eher um das in Südeuropa verbreitete Weiße Bilsenkraut, H. albus, das Gelbe Bilsenkraut, H. aureus oder gar das an Wüstenbedingungen angepasste, mit wasserspeichernden Blättern versehene Ägyptische Bilsenkraut, H. muticus.

nen düsteren Stall eingesperrt. Odysseus selber entging diesem Schicksal, da Hermes, der Schamanengott, ihm die Pflanze *Moly* gegeben hatte, die ihn gegen den Zauber feite. So behielt er seine Gestalt und ließ sich ein Jahr lang von den Liebeskünsten der schönen Hexe verwöhnen, ehe er, von Erinnerung an Frau und Sohn getrieben, den Anker lichtete und weitersegelte.

Allgemein wird das Bild so gedeutet: Die Männer des Odysseus verfielen, dank des Bilsenkrauttrunkes, ihren niederen »schweinischen« Gelüsten. Sie »ließen die Sau raus«, ähnlich den Matrosen, die nach Monaten auf See die Reeperbahn und ähnliche Rotlichtviertel in den Hafenstädten heimsuchen. Sie verfielen, wie die eher puritanisch angehauchten Anthroposophen meinen, »der niederen, animalischen Astralität, unter Ausschaltung ihres höheren Ichs«. Nun, das mag durchaus der Fall gewesen sein. Da das Bilsenkraut das kontrollierende alltägliche, rationale Bewusstsein dämpft und die tieferen, instinktnahen Schichten der Seele offenlegt, kann es durchaus schweinische Lust und säuische Liebesraserei auslösen. Diese Rolle spielte es in den neolithischen Fruchtbarkeitskulten wie auch im mittelalterlichen Liebeszauber. Der bayrische Alchemist und Zauberpflanzenkenner Dr. Max Amann beschreibt die Wirkung des Bilsenkrauts folgendermaßen: »Zum Antun (Liebeszauber) verwendet, überhaupt zur Sexualmagie, Geschäftsmagie ... ein schwarzmagisches Mittel ... Bilsenkraut hat die erscheckende Eigenschaft, daß es den natürlichen Schutzwall gegen das Nichtmenschliche niederreißt; der Verwender sieht sich den Dämonen ausgeliefert.«

Diese Geschichte aus der Odyssee hat jedoch eine tiefere Bedeutung, als die verschiedenen sexualanalytischen Interpretationen suggerieren. Diese »Saubohne«[23] hatte für die antiken Völker des Mittelmeerraums vor allem Bezug zur Erdgöttin. Diese ist selber der Drache (Python) der Erde und des schöpferischen Chaos. Sie ist es, die alle Geschöpfe gebiert und als Totengöttin wieder verschlingt. Die Hyo-

[23] Für die nomadisierenden, patriarchalen Hirtenstämme des Nahen Ostens war das Schwein als Haustier schwierig zu halten, außerdem war es das heilige Tier der Göttin ihrer Todfeinde, der Babylonier. Noch immer gilt das Schwein für Hebräer und Araber als "unrein".

skyamos-Pflanze war, ebenso wie die eigentliche »Bohne« (griechisch *Kyamos*, lateinisch *Vicia faba*, Puffbohne, Saubohne, Favabohne) der unterirdischen Totengöttin geweiht und galt als Opfergabe der Lebenden an die Toten (STORL 1998b:86).[24] Ebenso war die grunzende, geile, im Erdboden wühlende, äußerst fruchtbare Sau dieser archaischen, chtonischen Göttin heilig: der Persephone ebenso wie der Großen Mutter Demeter, der ägyptischen Isis wie der römischen Maia, der jedes Jahr am 1. Mai ein Ferkel dargebracht wurde; der altorientalischen Fruchtbarkeitsgöttin Astarte wie der germanischen Freya und der keltischen Keridwen, der Hexe, die den Initianten zerstückelt und als »zweimal geborenen« Schamanen wieder auferstehen lässt. Oft nahm die Große Göttin selber die Gestalt einer Muttersau an. Eine walisische Überlieferung erzählt von der magischen Muttersau *Henwen* (walisisch »alte Weise«), die über die Erde wanderte und aus ihrem massiven Leib Weizen, Gerste und Bienen als Geschenke für die Menschheit hervorbrachte. Ihre Weisheit erlangte die mächtige Sau durch den Verzehr von Eicheln, Bucheckern und Haselnüssen, da diese Bäume die Energien des ganzen Kosmos in sich aufnehmen. In der klassischen Antike symbolisierte die göttliche Sau Fruchtbarkeit und Lebensfreude; sie verhieß eine gute Geburt und begleitete den Verstorbenen ins Jenseits. Noch lange galt die Sau als Hexentier: Nachtfahrende flogen zum Hexensabbath nicht nur auf Besen und Ofenschaufeln, sondern auch auf Säuen, einäugigen, schwarzen, feurigen. Das Hyoskyamos-Kraut gibt Zugang zum Reich der großen Göttin. Odysseus, der vielgereiste, vielerfahrene Held, wurde, als er auf ihrer Insel strandete, ihr Gast. Wie die »Inseln der Seligen« war auch dieses Eiland kein Ort auf Erden, sondern ein Bereich der Anderswelt. Als Eingeweihter und Schamane konnte er die zauberische Kirke in ihrer hehren, jugendlich anmutigen, göttlichen Erscheinung genießen; seine Mannen jedoch hatten nicht die Reife, diese Erfahrung zu machen.

---

[24] Das griechische Wort für Bohne, Kyamos, entstammt dem Zeitwort »kyeo« (im Schoß tragen). Kyamos deutet auf den Embryo hin, der im Schoß der Göttin getragen wird. Die Erde ist der Schoß der Großen Göttin, Ort des Todes und der Wiedergeburt.

Der Bezug dieses Nachtschattengewächses zu den allgebärenden, chtonischen Urgründen, zum Totenreich, wird durch die Sage unterstrichen, dass der Held *Herakles* (Herkules) diese »Bohne des arkadischen Schweines« angeblich in der Unterwelt entdeckte und den Menschen als Geschenk mitbrachte.[25] Die Bezogenheit der Saubohne auf die dunkle, chaotische, fruchtbare, unergründliche *Terra Mater* kommt auch in der klassischen Bezeichnung »Drachenkraut« (*Pythonion*) zum Ausdruck. Im alten Griechenland glaubte man auch, daß die Toten im Hades auf ihren Häuptern Kränze aus Bilsenkraut tragen. Die Saubohne war nicht nur der Zauberin Kirke geweiht, sondern auch ihrer »Mutter«, der dreiköpfigen *Hekate*, der »Unterirdischen«, der »nächtlich Wandelnden«, der Wahnsinn und Alpträume bringenden, schrecklichen, kotfressenden, vielarmigen Hexengöttin. Mit Hilfe ihres »rasend machenden Krautes« verrichteten die Geisterbeschwörer, Giftmischer und Zauberer ihr Handwerk. Hyoskyamos war eine der vielen Giftpflanzen, die in Kolchis am Schwarzen Meer im Garten der Zauberin und Hekatepriesterin Medeia wuchsen.

Hyoskyamos (lateinisch *Hyoscyamus*) wurde von den Gelehrten des Mittelalters, den Übersetzern der Schriften des Dioskorides, noch lange als »Schweinebohne oder Saukraut« übersetzt. *Hogbean* hieß es in England, *Jusquiame* (verballhornt von Hyoscyamos) und *graine de porc* in Frankreich, *Swienekruud* bei den Friesen, *Zwijnenboon* bei den Holländern, *Fava porcina* bei den Italienern, *Bob svinski* bei den Jugoslaven, *diznóbab* bei den Ungarn. Da die Bauern generell keine klassischen Gelehrten sind, haben sie ihre eigene Erklärung für diesen Namen: Man hätte es so benannt, weil man das Kraut zum Vergiften von Wildschweinen benutzte. (Der antike Schriftsteller Aelian behauptet das Kraut heiße Saubohne, weil Schweine nach dem Genuss in Krämpfe verfallen und gelähmt werden.) In den Vogesen glaubte

[25] Herakles verfiel mehrmals dem Wahnsinn und brachte dabei andere um. Jedesmal ging er nach Delphi, um in seiner schwierigen Lage das Orakel zu befragen. Nachdem er in einem Anfall von Wahnsinn den Bruder seiner Geliebten über eine Mauer gestürzt hatte, ging er wieder einmal nach Delphi. Da die Pythia ihm den Rat schuldig blieb, raubte er den Dreifuß, das Prophetengestell, von dem aus sie ihre Weissagungen verkündete. Apollon zürnte Herakles und stellte ihn zum Kampf. Die beiden trennten sich erst, als Zeus mit seinen Blitzen dazwischenfuhr. All das deutet darauf hin, daß der Mythos des Herakles auch mit dem Bilsenkraut zu tun hat.

man, der Eber suche, wenn er Bilsenkraut verzehrt hat, die Eberwurz auf, um mit letzterer die Bilsenkrautlähmung zu heilen (Höfler 1911:274). Dagegen heißt es in England, dass die Schweine dieses Kraut, im Gegensatz zu den Menschen, ohne Schwierigkeiten vertragen. Hie und da wird sogar behauptet, die Schweine suchten sich das Bilsenkraut etwa so wie die Katzen den Baldrian oder die Katzenminze, um sich damit zu berauschen.

In der Folklorik Deutschlands und Frankreichs wird das Bilsenkraut auf jeden Fall mit dem Eber in Verbindung gebracht. Eine alte keltisch-germanische Vorstellung liegt diesem Aberglauben zugrunde. Wenn die Erdgöttin als Muttersau erscheinen konnte, und die Sau überhaupt als Symbol der fruchtbaren, gebärenden Erde imaginiert wurde,[26] dann folgt, dass der Eber, der die Sau begattet, zum ergänzenden Prinzip gehört, nämlich zum Himmel und zum Licht. In der Gewitterwolke mit den zuckenden Blitzen sah man nicht nur Donars Böcke, sondern auch den kosmischen Eber mit seinen scharfen weißen Hauern.[27] Aber auch die grunzende, erdaufwühlende Sau vertrat in der Volksmythologie die quellende Gewitterwolke oder den Wirbelsturm. In der Schweiz nennt man ein aufsteigendes Sturmgewölk eine »Moore (Muttersau) mit sieben Jungen«. Und dem Wilden Heer (Guetigsheer, Wüetisheer), das im Sturmgetöse in Herbstnächten durch die Lüfte fegt, zieht eine furchtbare »Rochelmoore« voran (Bächtold-Stäubli 1987:1472).

Der Eber als Himmelstier ist ein Wettermacher – deswegen ist das regenbringende Bilsenkraut mit ihm assoziiert. In mehreren Mythologien erscheint er auch als Sonnentier. Immer jedoch bleibt er mit der dunklen, feuchten Erde und ihrer Fruchtbarkeit verbunden. In einer seiner Herabkünfte nahm der große *Vishnu* die Erscheinung des Ebers *Varaha* an, der in die chaotischen Wurzelgründe, in den Ur-

---

[26] Schweine sind Verkörperungen der Kräfte der Erde. In Norddeutschland hütet Frau Harke viele Wildschweine und andere Tiere in ihrer Höhle unter einem Berg. Auch im Kyffhäuser, dem Ort der Toten, befinden sich Schweine.

[27] Eine ähnliche Symbolik findet sich auch andernorts, wo Schweine gehalten werden: Auf der indonesischen Insel Timor opferte man im Namen der Erdgöttin einen schwarzen Eber, wenn die Felder Regenwasser brauchten.

schlamm, hinabtauchte, um die Erde erneut ins Licht emporzuheben. In der keltischen Sage führt ein weißer Eber den Sonnengott in die finstere Unterwelt, damit dieser die dort gefangengehaltene Frühjahrsjungfrau und ihren goldenen Kessel befreien kann. Ein goldborstiger Eber, der *Gullinborsti*, ist das Tier des Freyr, des phallischen Fruchtbarkeitsgottes der Nordgermanen. Beim Laufen strahlen die Borsten dieses Ebers dermaßen, dass sie selbst die dunkelste Nacht erhellen. Er symbolisiert das Sonnenlicht in den Tiefen. Er ist es auch, der in den »Mutternächten« zur Wintersonnenwende das stillstehende Jahresrad mit seiner enormen Kraft anstößt, sodass es sich wieder dreht und die Tage wieder länger werden. Freyrs Eber ist uns als Marzipanschwein, das »Neujahrsglücksschwein«, erhalten geblieben.
Der Keiler als Blitztier gehört aber auch zu Donar. In Märchen und Sagen werden Bär und Eber («E-Bär«) oft verwechselt oder sind gleichbedeutend. Donar-Thor ist zugleich *Osborn* oder *Asbjörn*, der Götterbär. Die animalischen Totems der keltischen Krieger waren vor allem der Eber und der Bär. Aus diesen Imaginationen lässt sich ein Symbolkomplex herausschälen, zu dem folgende Assoziationsreihen gehören:

a. Himmelsherrscher, Donnergott, Bär, Eber.
b. Eberhauer, Zähne, Blitzkeil, Himmelslicht.
c. Eiche, als Baum, der Himmel und Erde verbindet, als Baum, in dem der Blitz einschlägt, unter dem Lindwürmer (Drachen) hausen.
d. Eicheln als Lieblingsmast der Schweine, der Tiere der Erdgöttin.
e. Erdgöttin, Fruchtbarkeit, Lust, Sexualität, Tod, Wiedergeburt.

Diese vielen verschiedenen Elemente sind wie Fäden, aus denen das Gewebe des archaischen europäischen Weltbildes gewoben wurde. Der integrierende Mittelpunkt dieser Assoziationen lässt sich treffend durch das Saukraut oder Bilsenkraut darstellen. Für die europäischen Frühkulturen wurde das Bilsenkraut so zum kosmologischen Fokus und zum umfassenden Symbol für die großen Mysterien der Natur und des Seins. Das geistbewegende Nachtschattengewächs war für unsere Ahnen fürwahr eine besonders heilige Pflanze.

Die Assoziation des Bilsenkrauts mit dem Schwein kommt immer wieder zum Ausdruck. Die Jäger in den Vogesen mischten Bilsensaft mit etwas Fett und Blut von Wildschweinen, vergruben es an Wechseln, wo diese Tiere vorbeiliefen. Das Schwein, welches darüber lief, würde dem Jäger nicht entkommen. Anscheinend beschmierten die Kelten ihre Jagdspieße mit Bilsensaft, wenn sie auf Saujagd gingen. Wer weiß, wie alt dieser sympathethische Jagdzauber ist? Wer weiß, ob er nicht doch schon in der Altsteinzeit praktiziert wurde? Wahrscheinlich nahmen die prähistorischen Jäger vor der Jagd selber die magische Pflanze ein, um eine hellsichtige Trance zu erlangen, die es ihnen erlaubte, mit dem Gruppengeist der Wildschweine oder mit der Göttin, der diese Tiere gehörten, zu kommunizieren. In diesen Ritualen, die bei allen primitiven Jägergesellschaften bekannt sind, wird das Tier von den »Tierhütern« freigegeben und schon im Geiste erlegt, ehe darauf, bei der eigentlichen Jagd, der lebende Körper gefangengenommen wird.

Noch in der bäuerlichen Kultur blieb diese Verbindung von Schwein und Bilsenkraut erhalten. In Mecklenburg wurde das Bilsenkraut in den Mittagsstunden am Johannistag gesammelt, um das Vieh und vor allem die Schweine damit zu beräuchern, wenn diese verhext waren. Aus Sachsen-Anhalt ist überliefert, dass der Schweinehirt frische Bilsenkrautstengel über den Köpfen der Schweine schwingt und dabei »Murri, Murri, Murri« sagt, um die Würmer, welche die Tiere befallen haben, zu vertreiben.

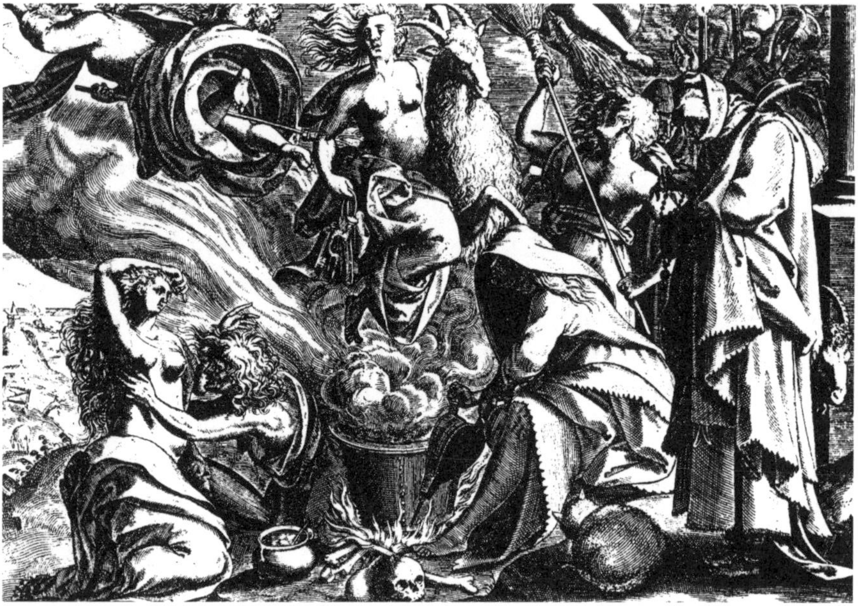

Der Hexenrausch erzeugt die unterschiedlichsten Wahnbilder und Visionen (Darstellung von ADRIEN HUBERTUS).

Hexenkraut

Wir hatten wilde Träume,
vor meinen Augen tanzten zunächst grauenhaft verzerrte Gesichter.
Dann plötzlich hatte ich das Gefühl,
als flöge ich meilenweit durch die Luft.
Der Flug wurde wiederholt durch tiefe Stürze unterbrochen.
In der Schlußphase schließlich das Bild eines orgiastischen Festes
mit grotesken, sinnlichen Ausschweifungen.
(W. E. PEUKERT, Volkskundler, über seinen Selbstversuch
mit *Hexensalben*, 1960)

Es kribbelt in den Füßen und kribbelt im Gehirn.
Es kribbelt auf den Fußsohlen, daß ich zeitweise das Gefühl habe,
daß sie auf einem Luftkissen schweben.
Ich fühl' mich so lebensabendmäßig, so entspannt und gelassen.
Es kribbelt von einem Ohr zum anderen,
sodaß das Reißverschlußgefühl entsteht.
Alles rückt so in die Ferne, so Problemchen rücken in die Ferne!
Ja, die Farbeindrücke sind auch etwas stärker.
(Christian Rätsch nach dem Rauchen von 2 Gramm getrocknetem
Bilsenkraut; HÖHLE, MÜLLER-EBELING, RÄTSCH, URCHS 1986:124)

Der pflanzenkundige Ritter von Perger ist der Ansicht, dass alle Künste der Zigeuner, vom Wahrsagen bis hin zur Fähigkeit, mit den Pferden zu sprechen, auf der genauen Kenntnis der Säfte des Stechapfels (*Datura stramonium*) beruhen (PERGER 1864:183). Ähnlich könnte man sagen: Will man die Zauber- und Hexenkünste des Mittelalters verstehen, dann sollte man sich mit dem Bilsenkraut befassen.

Bilsenkraut hat die Macht, bei den Menschen den Astralleib vom physischen Leib zu trennen und die Seele auf eine Reise in Bereiche jenseits der alltäglichen Wirklichkeit zu schicken. Schamanistisch begabte Menschen können die wilde Kraft des Bilsenkrauts dazu verwenden, um auf der transsinnlichen Ebene – in der »Taumzeit«, wie die australischen Aboriginees sagen würden – Dinge zu beeinflussen und zu bewegen, noch ehe sie sich auf der materiellen Ebene materialisiert haben. Bilsen ermöglicht es dem Zauberer, im Bereich des Werdenden anstatt des schon Gewordenen zu agieren. Um mit dem Bilsenkraut umzugehen, bedarf es einer echten schamanischen Initiation, so wie es den Druiden, den Berserkern, den Sejdfrauen und, bis ins Mittelalter, den echten »Hexen« zukam. Uneingeweihte, die sich daran vergreifen, können sich dabei entweder tödlich vergiften oder den Dämonen beziehungsweise dem Willen machtbesessener, egoistischer Schwarzmagier aussetzen. Labile, willensschwache Individuen können mit geeigneter Dosierung hörig und gefügig gemacht werden. »Wenn man sich Bilsenkraut kocht und diese Abkochung jemandem eingibt, so glauben die Litauer, so wird derselbe nachher alles *tun*, was man sich beim Kochen gedacht hat« (SIMONIS 1981:582). In Goslar im Harz wurde im 16. Jahrundert einer Ladenbesitzerin ein Prozess gemacht, da sie die Kunden angeblich verzauberte, Waren zu kaufen, die niemand sonst haben wollte. Sie hätte zu diesem Zweck Bilsensamen vor den Laden gestreut und dabei gesprochen: »So sollen die Leute nun laufen nach meinem feilen Kaufe, wie St. Johannes es tat nach des heiligen Christ Grabesstätte.« Während der Folter hätte die Hexe noch zugegeben, dass sie ein Paar auseinander gezaubert habe, indem sie Bilsensamen zwischen sie streute und dabei sagte: »Hier säe ich die wilde Saat, dazu gab der Teufel den Rat, daß sie so lange sich hassen und meiden, bis man diese Saat tut schneiden.«

Noch heute wird das Bilsenkraut – oder wenigstens einer der Hauptwirkstoffe, das narkotisierende *Scopolamin* (Hyoscin) – als Mittel verwendet, um anderen seinen Willen aufzuzwingen, zum Beispiel, als Betäubungsmittel im weißen Sklavenhandel oder als »chemische Zwangsjacke« für Geisteskranke. Von Geheimdiensten wird sie als

»Wahrheitsdroge« eingesetzt, um Gegner zum Sprechen zu bringen oder um Geständnisse zu erpressen.

Der tolle Dill

In Werken über den Aberglauben lesen wir, dass auch andere Kräuter ähnlich gehandhabt wurden. Angeblich wurde einst viel mit dem Gurkengewürz, dem Dill (*Anethum graveolens*), gezaubert. In Norddeutschland wie auch bei den slawischen Wenden zum Beispiel, murmelte die Braut, die in der Ehe das Sagen behalten wollte, während der Traurede des Pfarrers heimlich diese Beschwörungen:

Ich habe Senf und Dille, Mann,
Wenn ich rede schweigst du stille!

Oder:

Dille, laß nicht Wille,
Salz, laß nicht nach!

Das Kraut konnte zu zauberischen Zwecken zusammen mit anderen Kräutern ebenfalls heimlich in die Taschen, Strümpfe oder Schuhe des Betroffenen gelegt werden. In Siebenbürgen legte die Gebärende etwas Dillkraut und eine Silbermünze unter das Bett und sprach:

Ich liege auf Silver und Dill,
Mein Kind soll sein wie ich will!

In der Lausitz steckte man sich Haferstroh und Dill in die Schuhe, wenn man vor Gericht gehen musste. Dazu sprach man:

Vor Haberstroh und Dille,
Da schweigen die (Gerichts-)Herren stille!

Dieses zauberische Dillkraut ist sicherlich nicht, wie allgemein angenommen wird, der dem Fenchel ähnliche, aus dem Mittelmeerraum stammende und von den Mönchen zuerst angebaute, duftende Schirmblütler, sondern das Bilsenkraut, dass vielerorts als *Dill*, *Toller Dill*, *Dülledill* (Mecklenburg), *Dolldill*, *Dull Dillen* (Hamburg, Holstein) *Dull Bille* und dergleichen bezeichnet wird. Auch etymologisch (sprachwissenschaftlich) hat dieser tolle Dill wenig mit dem Gartendill zu tun. Das Wort hat sich nicht aus dem Germanischen **dulja* («mit einer Dolde versehen«) gebildet, sondern entstammt dem westgermanischen Wort **dula* oder **dwula* mit der Bedeutung »toll, verrückt, nicht bei Sinnen, ausgelassen, wild, großartig, unglaublich, unsinning, umnebelt«. Zu diesem Wortstamm gehört das althochdeutsche *twelan* (säumig sein, einschlafen), das mittelniederdeutsche *dwelen* (irren) und das angelsächsische *dull* (stumpfsinnig) sowie *dwellian* (aufhalten, hindern). Die Angelsachsen bezeichneten einen, der dem Bilsenkraut (*henbell*) oder der Tollkirsche (*dwale*) verfallen war, als einen *Dwaler* oder *Dweller*, also als jemanden, der an einer Sache, einem Gedanken oder einer Wahnvorstellung hängen geblieben war.

Es spricht auch anderes dafür, dass der »Dill« der Folklore und des so genannten Aberglaubes das Bilsenkraut war.[28] Der Dill fand Anwendung im Wetterzauber:

Hartnau (Johanniskraut) und Dill,
Macht das Gewitter still!

Wenn heftige Gewitterstürme drohten, dann sagten die alten Muhmen diesen Spruch auf und zogen mit ihren Räucherpfannen, in denen Johanniskraut und Bilsenkraut schwelte, los, um das reifende Getreide und das Gehöft vor Hagel- und Blitzschlag zu schützen.

---

[28] Dass das Wissen um diesen »Dill« geheimgehalten wurde, deutet auch die Sage von der Meerjungfrau, welche die Friesen auf einer Sandbank gefangen hatten, an. Die Fischer quälten das Seeweibchen, um sie zu zwingen, ein Mittel gegen allerlei Gebrechen und Krankheiten zu verraten. Sie aber antwortete:

Kölln oder Dill
Ick segg jo nich, wo't got för is,
Un wenn ji mi ok fillt.

(Kölln oder Dill, ich sag euch nicht, wofür es gut ist, und wenn ihr mich auch plagt.)

Mit Bilsenkraut hatten schon die pharaonischen Ägypter den Sturmgott Typhon beschwichtigt. Den Gebrauch des Bilsenkrauts im germanischen und slawischen Regenzauber haben wir schon besprochen. In all diesen Ritualen half das Bilsenkraut, die Verbindung mit den transsinnlichen, ätherischen Dimensionen herzustellen, in denen jene elementaren Mächte walten, die unserer bildhaften Imaginationen als Regengeister und Wettergottheiten erscheinen.
Wenn, wie oben erwähnt, Haferstroh und »Dill« (Bilsen) verwendet wurden, um einen Gerichtsgang günstig zu beeinflussen, dann hat auch das mit Donar zu tun. Denn wie wir sahen, ist er nicht nur Wetterherr, sondern auch Hüter der Gerichte und des Thing. Mit dem dreimaligen Schlag seines Hammers verkündete der Richter das Urteil. Donar war übrigens auch für seine Vorliebe für Haferbrei bekannt. Er konnte das Müsli tonnenweise verschlingen - die Römer bezeichneten deswegen den germanischen Gott verächtlich als den »Haferfresser«. Seine Böcke mochten allemal das Haferstroh als Futter.
In Nordböhmen wurde »Dill« gegen Schlaflosigkeit unter das Kissen gelegt. Auch in diesem Fall ist weniger das Gurkengewürz, wohl eher aber das Bilsenkraut gemeint, das vielerorts als *Schlafkraut - Schlofkraut* (Böhmen), *Sompnört* (Schweden), *endormie, herbe au somme* (Frankreich), *erba dormia* (Italien) usw. - bezeichnet wird.

Hexenwissen: Die richtige Zeit, die richtige Konstellation

Selbstverständlich kam Bilsenkraut mit in die Hexensalben. Albertus Magnus (1193-1280) spricht davon, dass die »Nigromantici«, die dämonenbeschwörenden Schwarzkünstler, sich des Bilsenkrauts bedienten. Die »Hexen«, die besonders im 16. Jahrhundert brutal von der Inquisition verfolgt und dem Scheiterhaufen überantwortet wurden, waren die letzten Träger der altheidnischen Naturreligion und des in Europa indigenen Schamanentums. Zu den Sonnenwenden und an besonderen Vollmondtagen im Februar, Mai, August und November, trafen sie sich in der Wildnis auf Anhöhen oder un-

ter alten Bäumen, um mit der Großen Göttin (Holle) und dem geweihtragenden, phallischen »Herrn der Seelen«, dem »Bock«, ekstatische Jahreszeitfeste zu feiern. Bei diesen Festen wurde, wie noch spätmittelalterliche Zeugen berichten, getrommelt, gepfiffen und posaunt. Es wurde der Reigen getanzt. Ochsen wurden geschlachtet. Den Braten und das kräftige Bier trug der »Teufel« als Gastgeber selber auf. Das Mahl wurde ohne Salz genossen (MÜLLER-EBELING/RÄTSCH/STORL 1998:57). In einer *participation mystique* mit den wilden Kräften der Natur wurden ausschweifende Orgien gefeiert. Für die Ethnologie sind derartige Feste nichts Ungewöhnliches. Fast alle Natur- und Bauernvölker feiern derartige *Welterneuerungszeremonien* (*Rites of Renewal*) oder *Vermehrungsriten* (*Rites of Increase*), die das Gedeihen der Natur teilnehmend unterstützen. Naturdämonen, Elementarwesen, Götter und Tiergeister, durch das Zauberkraut sichtbar geworden, mischten sich unter die Feiernden. Auch die Astralleiber derjenigen, die nicht physisch anwesend waren, sondern sich in ihren Kämmerlein mit Hexensalben eingerieben hatten, in tiefen Trance verfielen und dann auf Astralreise gingen, waren dabei. Sie verbanden ihre freischwebende Seele mit einem so genannten *Familiar*, einem befreundeten Tier, und erlebten das Naturfest in Eulen-, Wildkatzen-, Wildsau- oder Wolfsgestalt.
Im Frühling, insbesondere zu Walpurgis, wurde der letzte Schnee weggetanzt. Zugleich verwandelten sich einige Teilnehmer in Werwölfe, die dann ausschwärmten, um den Winter und die Feinde des Frühlings endgültig zu vertreiben.[29] Auf ähnliche Weise wurde im Sommer, wenn es zu trocken war, ein Regenschauer herbeigetanzt. Im August, wenn das Getreide für den Ernteschnitt ausreifen und die Heilkräuter sich mit essentiellen Ölen anreichern sollten, wurde ein

[29] Tiermetamorphose, insbesondere *Lykanthropie*, ist in allen schamanischen Kulturen belegt und stand ebenfalls in Verbindung mt dem europäischen Hexentum. Dass auch in der Werwolfssucht, die das »aufgeklärte« 20. Jahrhundert als reine Geisteskrankheit ansieht, narkotische Salben eine Rolle gespielt haben, geht aus einem Bericht über die 1521 zu Besançon hingerichteten Werwölfe Peter Bourgot und Michael Verdung hervor, wo es heißt: »Michael versprach, daß er reichlich Geld erhalten werde, und schmierte den nackt ausgezogenen Peter mit einer Salbe ein, die er bei sich trug und durch welche Peter sich in Wahrheit in einen Wolf verwandelt sah und sich vor dem Anblick seiner in vier Wolfsklauen verwandelten Arme und Beine entsetzte.« (MARZELL 1995:85) Diese Werwölfe gestanden auch, »sie hätten sich mit Wölfinnen begattet und dabei das gleiche Vergnügen wie bei Frauen empfunden«.

großes rituelles Feuer entzündet, das Augustfeuer, um die notwendige Sommerhitze herbeizutanzen. Die animalischen Verwandlungen, die hemmungslose sexuelle Ekstase und die Flugerlebnisse, von denen bei diesen Hexentreffen immer wieder berichtet wird, lassen sich nur mit der Intoxikation durch Tropanalkaloide erklären.

Das Bilsenkraut konnte, zusammen mit anderen psychoaktiven Kräutern, als Gebräu zubereitet werden. Angeblich wurde denjenigen, die im Kreis der Hexen aufgenommen werden sollten, ein Willkommensgetränk mit Bilsenkrautsaft kredenzt (HANSEN 1983:50). In historischen Zeiten wurde bei den Hexenfesten jedoch meistens Salbe verwendet.[30] Die in Fett gesottenen Wirkstoffe werden, unter Umgehung des Verdauungstrakts, leicht von der Haut absorbiert und gelangen schnell in den Blutstrom. Das erlaubt eine genauere Dosierung der aktiven Substanzen als die orale Einnahme.

Auch Räucherungen mit Bilsenkraut waren seit der Antike bekannt. Vor allem Geister- und Totenbeschwörer (Nekromanten) der Renaissance bedienten sich bilsenkrauthaltiger Räuchermittel, um den abgeschiedenen Seelen und Geistern eine vorübergehende feinstoffliche (ektoplasmische) Leiblichkeit zu geben, sodass diese sich manifestieren konnten. Der Zauberer AGRIPPA VON NETTESHEIM (1489–1535) gibt in seiner *Occulta Philosophia* zwei Rezepte an: »So sollen, wenn man aus Koriander und Eppich oder Bilsenkraut nebst Schierling einen Rauch macht, die Dämonen augenblicklich sich versammeln, weshalb diese Pflanzen Geisterkräuter genannt werden.« Im zweiten Rezept kommt neben Bilsen, Eppich und Koriander auch noch schwarzer Mohnsamen in die Räucherpfanne (SCHIERING 1995:87).

Genaue Rezepte für die Hexenschmiere sind im Zuge der inquisitorischen Repression und der Aufklärung verlorengegangen. Rezepte für angebliche »Hexensalben«, von denen man heute liest, stammen allesamt aus der Feder von Apothekern, Ärzten und Frühwissenschaft-

[30] Selbstverständlich ist der Gebrauch solcher Salben uralt. Schon Homer berichtet in seiner »Illias«, wie sich Hera die Göttermutter mit Ambrosia reinwusch und sich anschließend die Haut mit einem starken, süßen, ambrosischen Öl salbte. Dann flog sie vom Olymp, über Thrakiens Schneeberge, über die Gipfel, nie die Erde berührend, nach Kreta. Zeus war äußerst erstaunt, wie schnell ihr die Fahrt, ohne Ross und Wagen, gelang.

lern. Andrés de Laguna, Leibarzt des Kaisers Karl V. berichtet, er habe die Salbe eines Zaubererpaares konfisziert und sie an der Frau eines Henkers ausprobiert, die an Schlaflosigkeit litt. Sie verfiel in einen dermaßen tiefen Schlaf, dass der Arzt sie nur mit Gewalt und unter Anwendung ärztlicher Kunst wieder reanimieren konnte. Die Frau habe sich allerdings bitter beschwert, da sie aus angenehmen sexuellen Träumen, aus der Umarmung eines jungen Liebhaber gerissen worden sei (SCHMITZ 1998:414).

De Laguna beschrieb die Schmiere als »eine bestimmte grüne Salbe, wie die Pappelsalbe«. Auch anderswo wird die echte Hexensalbe als eine grüne Salbe beschrieben. Sie enthielt, in einem fein abgestimmten Synergismus, neben dem Bilsenkraut noch andere hochgiftige Pflanzen wie etwa Schierling, Eisenhut und Tollkirsche. Dazu kamen Mohn, Nachtschatten, Taumellolch, Lattichsaft, Eisenkraut, »siligo« (Ruß oder Mutterkorn) und – das durfte nicht fehlen – Pappelknospen.[31]

In den damaligen Zeiten orientierte man sich selbstverständlich nicht an irgendwelchen chemischen Inhaltsstoffen, sondern man verstand die Pflanze aus ihrem großen Gesamtzusammenhang heraus: Die Wirkung des Gebräus oder der Salbe hat mit den wechselnden Planeten- und Sterneneinflüssen zu tun, für welche die jeweilige Pflanzenart empfänglich ist. Die Wirkung wurde auch mit dem Geistwesen, etwa der Planetengottheit, in Verbindung gebracht, die dem Gewächs ihr »Siegel« (Signatur) aufgedrückt hat. Wie die alten Kelten und, bis vor einigen Jahren, der Bauernphilosoph ARTHUR HERMES (1890–1986), achteten die Kräutersammler und Salbenkocher deshalb sorgfältig auf die planetarischen Konstellationen beziehungsweise auf die sichtbaren Aspekte, auf die Mondphasen und -stellungen (im Tierkreis), die Tageszeiten und Tage. Ebenso achteten sie auf die »innere Konstellation«, »die Planeten am Firmament des Mikrokosmos«, auf die inneren Stimmen und Träume, durch die sich diverse Geistwesen kundtun.

31 Eines der bekanntesten Rezepte stammt aus der Feder des JOHANN WIER (1515–1588). Die Zutaten, die er in seinem Werk »De praestigiis daemonum et incantationibus ac veneficiis« (1563) erwähnt, sind ein Ölabsud aus Bilsenkrautsamen, Taumellolch, Schierling, Mohn, Giftlattich, Wolfsmilch und Tollkirschen, dazu Wassereppich, Wasserschwertel, Fünffingerkraut, Tollkirsche und Fledermausblut. Eine abenteuerliche Mischung, die wahrscheinlich schneller in die Leichenhalle als zum Hexensabbath auf dem Blocksberg führt!

Noch vor einigen Jahren sammelte der Bauernphilosoph aus dem Waadtländer Jura, Arthur Hermes, seine Kräuter an dem Tag und zu der Stunde, die mit der astrologischen Zugehörigkeit der Pflanze übereinstimmte (Storl 1997:165).

Um ein Mittel gegen Gicht und Rheuma herzustellen, liess der römische Arzt Alexander Tralleis (6. Jahrhundert) das Bilsenkraut auf folgende Weise sammeln: »Man grabe es, wenn der Mond im Zeichen des Wassermannes oder der Fische steht, vor Sonnenuntergang, aber ohne dabei die Wurzel zu berühren; doch darf man nur mit zwei Fingern der linken Hand, mit dem Daumen und ›Arztfinger‹ (Ringfinger), graben.« Dazu wurde eine aufwendige Beschwörung gesprochen. Am darauffolgenden Tag wurde das Kraut, wieder mit einer langwierigen Beschwörung, mit einem Tierknochen endgültig aus der Erde gehoben, mit Salz bestreut und zu einem Anhänger für den Kranken gemacht (Schöpf 1986:66).

Der Bericht eines Chronisten aus dem Jahr 1529 über die Kräutersammlerin Konne Bockdorf aus Thüringen ist typisch für diese Gesinnung. Am Mondtag, auf alle Fälle vor Walpurgis, holte sie die Mondraute (*Borrychium lunara*), ein Mittel gegen lunare Geschwülste und zur Anregung des Milchflusses beim Vieh. Am Dienstag, dem Tag des Mars, noch vor Johanni, suchte sie das Eisenkraut. Das Gottesgnadenkraut (*Gratiola officinalis*), wurde noch vor Maria Himmelfahrt am Mittwoch gesammelt. Am Donnerstag, dem Tag des Jupiter, wurde die, einst dem Donar geweihte Fetthenne (*Sedum telephium*), am Freitag das einst der Freya geweihte Liebfrauenhaar (Zittergras, *Briza media*), und am Samstag das Christophskraut (*Actaea spicata*) gesammelt. »Sonntags wollte sie ruhen. Da es aber ein segensreicher Tag war, würde er das Gift im Bilsenkraut bannen, und deswegen holte sie dieses Kraut rasch vom Schutt an den nahen Wegen. Wer vor Zahnweh

[32] Die Aufzeichnungen verdanken wir dem Hexenprozess, der gegen diese Kräuterfrau geführt wurde. Wegen einer außergewöhnlich trockenen Sommerperiode blieben die Euter der Kühe und Ziegen leer. Die Bauern machten sich Hoffnung, dass die Konne mit ihren Kräutern helfen könnte. Aber auch diese, die Mondraute und das »Milch-komm-wieder-Kraut«, waren der Trockenheit zum Opfer gefallen. Da sie nicht helfen konnte, wurde sie der Hexerei angeklagt und des Landes verwiesen. Sie wurde dann, nach einigen Wochen der Verbannung, in den Wäldern von Beerensammlern tot aufgefunden.

nicht schlafen konnte, legte es unter das Kissen oder verbrannte den Samen auf glühenden Kohlen und atmete ihn ein.« (LUDWIG 1995:130)[32]

Indem sie das Bilsenkraut am Sonntag sammelte, reihte die alte Kräuterfrau die Belenospflanze - wahrscheinlich in unbewusster Anknüpfung an altkeltische und germanische Tradition – unter die »Sonnenkräuter«. Die meisten astrologischen Kräuterärzte und Alchemisten, vom Londoner NICHOLAS CULPEPER (1649) bis zu MANFRED JUNIUS (1982), sehen im Bilsenkraut die Signatur des Saturn. Es sollte möglichst am Samstag, zur Saturnstunde, wenn sich dieser erdfernste (sichtbare) Planet im eigenen Haus (Steinbock oder Wassermann) befindet und auch sonst gut aspektiert ist, gesammelt werden. Zu den saturnischen Eigenschaften des Bilsenkrauts gehört sein charakteristischer Standort, seine graue Erscheinung, sein rapides Verdorren und Versamen und, wenn innerlich genommen, seine austrocknende und erhitzende Wirkung sowie seine Giftigkeit, die den Menschen aus seiner irdischen Inkarnation in die Sphäre jenseits des Saturn ins Totenreich befördern kann.

Als besonders günstige Sammelzeiten für das Bilsenkraut im Jahreskreis galten die Johanniszeit zur Sommersonnenwende und die »Frauen-Dreißiger«. Letzteres bezieht sich auf die Zeitspanne zwischen Maria Himmelfahrt (15. August) und Maria Geburt (8. September), eine Zeitspanne, die sich übrigens mit dem altkeltischen Getreideerntefest und Augustfeuer (Lugnasad oder Lammas) deckt.

Bei dermaßen kraftvollen magischen Pflanzen wie dem Bilsenkraut, wurde auch das Graben oder Pflücken mit ritueller Vorsicht bedacht. Claudius Aelianus, ein Römer aus dem 2. Jahrhundert, der über naturwissenschaftliche Themen publizierte, behauptet, dass beim Ausgraben von Bilsenkraut beinahe dieselben rituellen Vorkehrungen wie bei der Alraune (Mandragora) getroffen werden müssen, nur dass anstatt eines Hundes, ein Vogel an die Pflanze festgebunden wird (HANSEN 1983:42).

Der Magier, der die Alraunenwurzel holen wollte, ging am Abend zur Pflanze, das Gesicht nach Westen (die Himmelsrichtung des Todes und des Untergangs) gewendet. Damit sich ihre Kraft nicht entziehe, musste er auf sie urinieren, ejakulieren oder sie mit Menstrualblut begießen. An die bis auf einen kleinen Zipfel bloßgelegte Wurzel musste der Wurzelgräber einen Hund festbinden und sich schnell von der Stelle entfernen. Er sollte sich die Ohren mit Wachs zustopfen und dann den Hund rufen. Die bösen Geister würden, beim Herausziehen der Wurzel, den Hund mit einem entsetzlichen, gellenden Schrei töten. Der jüdisch-römische Geschichtsschreiber JOSEPHUS FLAVIUS (37–100 n.u.Z.), dem wir diese Geschichte verdanken, erwähnt übrigens auch, dass das Bilsenkraut den alten Hebräern heilig war, und dass der Turban des höchsten Priesters mit den urnenförmigen Samenkapseln des Bilsenkrauts geschmückt wurde: »Der Kopfbund des Hohenpriesters gleicht dem der übrigen Priester; über demselben trägt er aber noch einen anderen, der aus Hyazinth verfertigt ist. Die Stirn umgibt eine dreifache Krone, aus welcher goldene Knospen hervorragen, ähnlich denen, die an dem bei uns *Sacchar*, bei den pflanzenkundigen Griechen Hyoscyamus genannten Kraute sitzen.« (SCHMITZ 1998:33)

Salbenkochen

Die nordischen und altgermanischen Zauberfrauen werden, wie schon gesagt, als Seijdfrauen bezeichnet. *Seijd* ist ein Gabe der Freya, die spezielle Kunst der Wanengötter. Das Wort ist verwandt mit unserem »sieden« (kochen). Sejd bezieht sich auf ein Zauberverfahren mit erhitzten Tiegeln oder Kesseln, in denen eine Mischung aus Kräutern, Wurzeln und anderem Kram gesiedet wurde. Man konnte damit nicht nur die Zukunft voraussagen und heilen, sondern auch Krankheit und Tod bewirken (ZINGSEM 1999:187).
Diese Kräuter wurden an astrologisch genau bestimmten Tagen und Tageszeiten in Fett - Krötenfett, Dachsschmalz, Gänsefett, angeblich auch Kinderfett und so weiter - sowie anderen magisch-symbolischen, wie auch synergistisch auf einander abgestimmten Zutaten gekocht. Der »Hexenkessel«, in dem die Kräuter gekocht wurden, hat sich aus dem magischen Kessel des Bronzezeitalters entwickelt und war ursprünglich der Großen Göttin geweiht. Die Nachtfahrenden

zogen sich aus und schmierten Schläfen, Kniehöhlen, Achselhöhlen, Genitalien und andere Stellen, wo die Haut dünn und aufnahmefähig ist, damit ein. Auch schmierten sie Stöcke, Besenstiele oder Backofenschaufeln ein und ritten auf diesen als einer Art Dildo, ehe sie der psychedelischen Trance verfielen. Die Hexe fällt mit »Gierde« über die Hexensalbe her, »schmiert sich eilfertig an allen heimlichen Orten, dreht sich mit wüthenden Geberden eine Zeit lang im Kreise herum, und fällt endlich unter konvulsivischen Zuckungen zu Boden. Nach einem halbstündigen Hinstarren erwacht sie ermattet und abgespannt, und behauptet: daß sie soeben am Scheckelberge auf der Hexengesellschaft gewesen sey«. – So der Bericht einer wissenschaftlichen Kommission (publiziert 1817 in Graz), die eine angeblichen Hexe beim Schmieren observierte (BIEDERMANN 1998:217).

Auf jeden Fall galten diejenigen, bei denen die Inquisitoren den Salbtopf fanden, der Hexerei so gut wie überführt. In dem Bericht über die Hausdurchsuchung bei Lady Alice Kyteler im Jahre 1324 lesen wir zum Beispiel vom Auffinden des *Corpus delicti*: »Nach Aufbrechen des Wandschrankes fanden sie ein Faß mit jener Salbe, mit der sie ihren Stab einzuschmieren pflegte und auf dem sie im Trab und im Gallop über Stock und Stein ritt, wann und wie es ihr beliebte.« (MANN 1992:78) Der berüchtigte Hexenjäger und Richter JEAN BODIN (1530–1596) schrieb in seinen Instruktionen für die Richter in den Hexenprozessen: »Hat der Angeklagte irgendwelches Fett an sich, so ist dies ein Indiz für die Folter, selbst wenn er keine Gründe für solches Fett angeben kann, denn man weiß, daß die Zauberer sich solcher Drogen bedienen« (SCHMIDTBAUER/VOM SCHEIDT 1978:59). Bei einem Ehepaar, das auf der Folterbank gestand, den Herzog von Lothringen verhext zu haben, sodass er schwerkrank darniederlag, wurde bei der Hausdurchsuchung ein Krug mit »einer bestimmten grünen Salbe, wie die Pappelsalbe« gefunden, welche, wie oben erwähnt, von dem Arzt Andrés de Laguna untersucht wurde.

Ansonsten finden wir wenige Berichte über die Hexensalbe. Es ging den kirchlichen Inquisitoren ja nicht um pharmakologische Wirkungen – das wäre ja eine naturalistische Ursachenerklärung des Hexenphänomens –, sondern es ging darum zu beweisen, dass der Satan, als Gegenspieler Gottes, überall am Werk war, die Menschen zu verderben, und dass allein die Kirche Schutz vor dem Verderber bieten konnte. Hexenrichter wie etwa PETRUS BINSFELD (München 1591), wussten sehr wohl, dass sich die Angeklagten salbten, aber sie behaupteten, daß die Salben und Kräuter keine Kraft an sich haben. Sie seien lediglich ein Zeichen; allein der Teufel sei für die Wirkung zuständig[33] (BIEDERMANN 1998:218). Schmerzlindernde Pappelsalben, die unter anderem Bilsenkraut enthielten, waren ja zu der Zeit (im 15. und 16. Jahrhundert) fast in jedem Haushalt vorhanden. Sie waren Bestandteil der Hausapotheke, wie heute etwa das Aspirin oder die Schlaftabletten. So war es leicht für die Inquisition, Verdächtige und Unangepasste aufzugreifen und eine »Hexensalbe« nachzuweisen (MÜLLER-EBELING/RÄTSCH/STORL 1998:157).

Wahrscheinlich wurde damals, ähnlich dem heutigen Mißbrauch von legalen Barbituraten (Schlafmittel) und Amphetaminen (Schlankheitsmittel), mit den Pappelsalben heimlicher »Arzneimittelmissbrauch« getrieben. Insbesondere bei Frauen, die das von der Kirche verlangte Maß an Triebverdrängung nicht erbringen konnten, kam es zu einer Epidemie von sexuell-orgiastischen Flugträumen. Auch die Armen, denen die feudalistische Gesellschaftsordnung wenig Anlass zur Freude gab, fanden in der Salbe ein geheimes Tor zu einem Reich der Pracht und Glückseligkeit. Wahrscheinlich war es die Angst vor behördlicher Belästigung und Verfolgung, dass um 1600 die hyocinhaltigen Pappelsalben schlagartig aus den Apotheken und Medizinschränken verschwanden und durch Opiumpräparate (Laudanum) ersetzt wurden (SCHMITZ 1998:416).

Aber nicht nur Teufelsanbeter und allein stehende Frauen flogen mit dem Flugkraut. Auch Nonnen und Äbtissinnen salbten sich heimlich.

---

33 »Es möcht vileicht einer hie sagen, es ist durch die Erfahrung offenbar und am tag, daß sich ire Weiber gesalbt, die darnach eben dasselbig, auch thun, und ihnen nachgefolgt seyn, darumb ist von Natur ein Würkung inn der Salben. Antwort ich: Das probiert (beweist) nit, daß ein Krafft sey in der Salben, sonder das solches auß Mißglauben, und gleich als innerlichem Vertrawen zum Teuffel solches Werck versucht haben, und also durch deß Teuffels fleiß, solche außfahrung angericht.« (PETER BINSFELD, »Tractat von Bekanntnuß der Zauberer und Hexen«, München 1591)

Als eine der letzten »Hexen« wurde die Subpriorin des Praemonstratenser Klosters Unterzell, Maria Renata Sängerin, im Jahre 1749 in Würzburg geköpft. Sie habe das Kloster mit zahlreichen Spuk- und Besessenheitserscheinungen in Angst und Schrecken versetzt. Geschrei und unheimlicher Lärm wurden gehört, die Nonnen wurden in ihren Betten gezwickt und gewürgt. Als eine derselben um sich gehauen und den Plagegeist schwer getroffen hatte, sah man am nächsten Morgen über dem Auge Renatas ein blutiges Mal. Nun galt sie als enttarnte Hexe und ihre Zelle wurde untersucht. Es heißt im behördlichen Bericht: »Da man sofort ihre Zelle untersuchte, fand man ihren Schmierhafen, Zauberkräuter undsoweiter, sodann auch einen gelben Rock, in welchem sie zu ihrem gewöhnlichen Hexentanz und nächtlichen Zusammenkünften auszufahren pflegte.« Zu den Zauberkräutern, mit denen sie »nach Belieben Leute krankmachen oder von Sinnen bringen konnte«, gehörte an erster Stelle »Bärmutz« – das Bilsenkraut! (Schiering 1995:82) Noch Jahre nach der Hinrichtung soll das Kraut an der Klostermauer gewuchert haben (Schrödter 1981:112).

Gelegentlich hat das Teufelskraut unwillkürlich auch unschuldige Klosterinsassen erwischt, wie etwa vor fast 200 Jahren die Mönche des Benediktinerklosters zu Rheinau. Um sich einen Salat für das Abendessen zu bereiten, gruben sie im Klostergarten zwei Wegwartewurzeln aus. Nur war eine der Wurzeln eine Bilsenkrautwurzel. Der Küchenmeister kochte die beiden weißen Wurzeln und servierte sie. »Beinahe alle, welche in dieser Gesellschaft speisten, bekamen – besonders durch die dicken, fetten Wurzeln – noch mehr Appetit zu dem Wurzelsalat und aßen stark drauf los. Bald darauf gingen die unglücklichen Mönche schlafen. Als die Stunde schlug, wo sie die Messe singen sollten, waren die Mönche in der größten Verwirrung. Einige klagten über Schwindel, andere über Trockenheit im Munde, rauhen Schlund und Leibschmerzen. Einer von den Geistlichen konnte die Trockenheit durch kein Gurgeln mildern und klagte, daß ihm die Zunge wie auf Kohlen geröstet sei. Die anderen waren entweder betäubt oder sie bildeten sich allerlei Ungereimtheiten ein. So zerbiss der eine Haselnüsse, um sie den Vögeln vorzuwerfen; der andere hielt sich für den Herkules und wollte seinen Stubenofen emporreißen, andere sangen in der Frühmesse falsche Texte; einer sah die Buchstaben seines Gebetsbuches zu lauter Ameisen werden. Einige lagen in einem tiefen Schlaf, andere sprangen wild herum, miauten wie Katzen, bellten usw.« (SCHMIDT 1840:21)

Mitte der sechziger Jahre wurde das Bilsenkraut als Flugkraut durch die amerikanischen Blumenkinder und Hippies wiederentdeckt – und zwar in der Form von Asthmazigaretten, die es ohne Rezept in den Drogerien zu kaufen gab. Wenn es also mal kein gutes Marihuana zu kaufen gab, zog man sich einige solcher Zigaretten rein. Junge Amerikaner griffen gelegentlich zu diesen Glimmstengeln, wenn sie zur Musterung für den Militärdienst erscheinen sollten. Da die Zigaretten die Sinne benebeln und die Sichtschärfe trüben, hofften sie, dass sie, untauglich geschrieben, nicht nach Vietnam gehen müßten. Meistens jedoch bekamen sie zu hören: »Wenn du es schon zur Tauglichkeitsuntersuchung schaffst, dann bist du auch für's Militär tauglich.« Es dauerte nicht allzu lange, bis die Drogenbehörde, die Federal Foods and Drugs Administration (FDA) – sie hatten »coole Typen« als Maulwürfe überall in der Szene –, dem Spaß ein Ende machte, indem sie die Asthmazigaretten vom Markt verschwinden ließ.[34]

Zur gleichen Zeit aber wurde ganz offiziell, mit dem Segen der US-Raumfahrtbehörde, unter Anwendung des Bilsenkrauts, ins All und auf den Mond geflogen: Die Astronauten der Raumfähren bekamen Hyoscyamuspflaster auf die Haut gehaftet, als Mittel gegen Luftfahrtkrankheit (Kinetose), die sich in Schwindel und Erbrechen äußert. Die paranormalen Erlebnisse, von denen die Astronauten während der Flüge berichteten und von der die NASA nicht gerne öffentlich spricht – Neil Armstrong erlebte eine Art außerkörperliche Erfahrung, wobei er von außerhalb der Raumkapsel sich selber im Cockpit zuschaute –, könnte auf die Wirkung der Hyocin-

[34] Zur selben Zeit verschwanden auch die Samentütchen mit Prunkwindensamen (Ipomea) aus den Regalen der Gartenbau- und Samenhandlungen. Auch hier hatten die Hippies entdeckt, dass die Samen sich als Treibstoff eigneten, für Reisen, die dem LSD-Trip in keiner Weise nachstehen. Die Trichterwinde war schon den Azteken als Orakelpflanze heilig. Erst später kamen die Windensamen – mit einem Mittel, das Brechreiz verursacht, gebeizt – für die Blumengärtner wieder auf den Markt.

pflaster zurückzuführen sein. Von ähnlichen Erlebnissen berichten ja auch andere Reisende, die sich mit ähnlichen, hinter den Ohren aufgeklebten Pflastern gegen Seekrankheit oder Flugkrankheit feien wollen. Dass das amerikanische Raumfahrtprogramm damals Apollo und die Raumfähre Eagle hießen (nach dem Sonnengott Apoll, dem keltischen Belenos, benannt), ist wohl als sprichwörtlicher Götterhumor zu verstehen.

Badezauber, Liebeszauber, christlicher Gegenzauber

Das Bilsenkraut macht es möglich, auf der astralen Ebene, also in der »Anderswelt« aktiv zu sein und Wirkungen zu erzeugen, die dann in der alltäglichen, materiellen Welt ihren Niederschlag finden und oft auch wundersam sind. Wie auch die Zigeuner, so haben die Bauern das Bilsenkraut benutzt, um auf hellsichtige Art und Weise verlorene Gegenstände wiederzufinden oder um verborgene Schätze zu finden. Im Protokoll eines Hexenprozesses aus dem Jahre 1648 heißt es, die als Hexe angeklagte Puisterflickersche habe einem Bauern, dem ein Ochse abhanden gekommen war, »neun Bilsenknöpfe« gegeben, damit er das Tier wiederfinde.

Das ist echte Zauberei und als solche sehr suspekt, könnte sie doch auch gegen die anderen gewendet werden. Auch bei den nichtwestlichen Völkern wird diese Art von okkultem Handeln oft gefürchtet. Man versucht, die Zauberkunst und die Anwendung von Zauberdrogen in das soziale Geschehen für das Gemeinwohl (Krankenheilung, Wettermachen, Jagdzauber) rituell einzubinden und zugleich asoziale Schadenzauberer ausfindig und unschädlich zu machen. In der westlichen Welt wurde durch die kirchliche Inquisition der Versuch unternommen, die Möglichkeit zauberischer, okkulter Beeinflussung von Umwelt und Mitmenschen vollkommen und absolut zu unterbinden. (Das Tabu galt vor allem für das gemeine Volk, denn in den geheimen Logen, denen Mitglieder der führenden Schichten der Gesellschaft angehörten, bediente man sich allerlei okkult-magischer Rituale. Man hatte die Zauberei als Mittel, andere zu beeinflussen, schlichtweg monopolisiert.) Die Aufklärung führte den Feldzug weiter, indem sie, im Rahmen einer materialistischen-mechanistischen Ideologie, schon die Möglichkeit einer derartigen magischen Praxis leugnete und als gefährliches, an Wahnsinn grenzendes, irrationales Verhalten ausschloss. Und dennoch wurde noch lange heimlich Zauber mit Hilfe des Bilsenkrauts getrieben. Voran der *Liebeszauber*:

In einem pommerschen Hexenprozess aus dem Jahre 1538 zum Beispiel bekennt eine Frau, dass sie es einem Mann »angetan« habe, indem sie ihm ein Zauberpulver - hergestellt aus der Erde des Grabes eines Henkers, aus den Knochen eines Totenschädels, aus Bilsenkrautsamen, Salz und ihren eigenen Genitalhaaren - heimlich in die Schuhe gelegt habe. Der so Bezauberte musste ihr dann, wie ein Rüde der läufigen Hündin, immer nachlaufen (Bächtold-Stäubli 1987: 1307).

Besonders in den berüchtigten mittelalterlichen Badestuben - ehe sie von den Behörden geschlossen wurden - wurde mit Bilsenkraut ein derartiger Zauber getrieben. Ein Frater Rudolfus schreibt (im 15. Jahrhundert), dass die Mädchen in Schlesien den Teufel Wodan in die Badestube baten, damit er ihnen den zukünftigen Mann zeige. Dazu nahmen sie anscheinend Bilsensamen, die sie auf die Öfen oder glühend heißen Steine in den Badestuben verdampfen liessen.[35] Anderswo gibt ein Spanner folgenden Rat: »(Willst du) machen, daß die Weiber nackend aus dem Bade gehen, leg Bilsensamen unter die Schwelle der Badestube« (Martin 1987:828).[36] Die Badestube hat sich kulturgeschichtlich aus der archaischen Schwitzhütte entwickelt. Wie die indianische Sweat Lodge oder das skythische Dampfbad ist die Badestube ein Schwellenort zur Anderswelt, ein magischer Ort, ein Uterus der Göttin, in der sich Menschen in kultischer Nacktheit erneuern und den Geistern, den Transsinnlichen und den noch nicht Geborenen begegnen können. Ähnlich den Indianern und Sibirern legten die germanischen, keltischen und slawischen Völker heilende

---

[35] »De variis remediis, herbis« usw. CLM 5931. Bayrische Staatsbibliothek.

[36] Die Badestube wie die Schwitzhütte, stellt einen *regressus ad originem* dar, eine Rückkehr zum Schoß der Erdmutter, zu den Urelementen Feuer und Wasser.

sowie psychoaktive Kräuter auf die glühend heißen Steine der Schwitzhütte und atmeten die schwelenden Dämpfe ein.
Nicht nur Liebesverlangen und Liebesbrunst konnte in den Badestuben mit Hilfe von Bilsenkraut veranlasst werden, sondern auch Zank und Hader. *Zankkraut* und *Zankteufel*[37] wurde das Kraut genannt, denn es vermag den äußerlich sonst so recht gesitteten Personen die Masken von den Gesichtern zu reißen und dabei die Teufel und Dämonen, die in den finsteren Ecken ihrer Seele hausen, herauszulocken und unverbrämt sichtbar zu machen. Wer wirklich ausgeglichen und liebend ist, der bleibt liebend, wer es nicht ist, den nimmt das *Teufelskraut* in seine Klauen. Marzell fand in der Münchener Bibliothek eine vergilbte Handschrift, in der zu lesen steht: »Pilsensam in der padstuben auf den Ofen gegossen macht dy läut einander slahen mit den padschefflein.« (Badeschefflein waren die kleinen Holzgefäße, mit denen die Badenden Wasser auf die heißen Steine oder auf sich selber gossen.) In Lettland soll es noch immer vorkommen, dass Leute, die sich an jemandem rächen wollen, Bilsensamen auf den Ofen der Badestube legen, sodass diejenigen, die baden, alsbald zu zanken beginnen und aufeinander mit den Birkenbesen lospeitschen.
Im vorletzten Jahrhundert (1876) erinnerte sich noch der Dichter Julius Wolf an das magische Kraut, mit dem man die sexuelle Leidenschaft entfachen kann und schilderte es in seinem Werk vom »Rattenfänger von Hameln«:

Der junge Rattenfänger, Hunold,
Schritt ins Dickicht, sucht' und suchte,
Bis er fand, was er gebrauchte.
Bilsenkraut war's, das er aushob
Aus der Erde; mit dem Messer
Schnitzt er aus der starken Wurzel
Einen Menschenleib und ritzte
Auf die Brust verschlung'ne Zeichen,

[37] Bei Plinius heißt das Bilsenkraut *altercum*, (von *altercari*, »im Wortwechsel streiten«), als Zankkraut oder Jähzornkraut ist es auch im Sorbischen, Finnischen und Ungarischen bekannt.

Murmelte geheimen Segen
Aufs Gebild und steckt' es zu sich.
So, schön Jüngferlein, nun wahr dich,
Wenn du kannst, vor Zaubers Walten!
Wird sich bald ein süßes Gift dir
In die blauen Adern schleichen,
Wirst dein Herzchen pochen hören,
Wirst doch heimlich nach mir sehnen,
und ein wonnig heiß Verlangen
Wird dir wie ein lüstern Schlänglein
Schmeichelnd um den Busen spielen ...

So nimmt der Spielmann Rache an den geizigen Stadtvätern, die ihn um seinen gerechten Lohn geprellt haben. Die schöne Tochter des Bürgermeisters selber soll es sein, die ihn dafür mit einem Kuss entlohnt. Er vergräbt die Zauberwurzel auf dem Weg, den das Jungfräulein täglich geht. Unwillkürlich bricht die Liebeskrankheit bei ihr aus – und zwar gerade an dem Tag, an dem sie mit dem Stadtbaumeister die Verlobung feiern soll. Vor aller Augen wirft sich die stolze Bürgertochter in die Arme des Rattenfängers.

Warf sich an die Brust dem Sänger
Und umschlingt ihn liebeglühend.

Dass das Bilsenkraut in der Sexualmagie noch immer aktuell ist, lesen wir in Büchern mit Anweisungen für Möchtegern-Zauberer und -Hexen. In einer englischen Anleitung für Neuheiden lesen wir etwa: Um das Liebesverlangen einer Frau zu entfachen und auf sich zu ziehen, soll der Mann früh am Morgen, allein und splitternackt, auf einem Bein stehend das *Henbane*-Kräutlein pflücken (CUNNINGHAM 1983: 154).
Dass das Bilsenkraut im Krieg der Geschlechter tatsächlich noch von Kundigen verwendet wird, erfuhr ich zufällig auf einem Sommerfest in München. Die Gastgeberin, eine Powerfrau in den besten Jahren, war erbost darüber, dass ein junges Model ihren Mann anbaggerte. Die

Frau drehte einen Joint, in den sie reichlich Bilsenkraut gemischt hatte, und bot es großzügig ihrer Rivalin zum Mitrauchen an. Die junge Frau, die das meiste rauchte, wurde dermaßen aufgegeilt, dass sie sich mit ihrem nymphomanen Gehabe schwer blamierte, wobei dem vernarrten Hausherrn die Lust und Laune wie eine Seifenblase platzte.
Daß das geilmachende Teufels- und Hexenkraut auch als apotropäisches (zauberwidriges) Mittel einst eine wichtige Rolle spielte, daß es gelegentlich in Klostergärten gezogen und zur Enthexung, Dämonenabwehr und sogar im kirchlichen Exorzismus verwendet wurde, mag erstaunen (RÄTSCH 1996:136). Unerwartet auch, dass Bäuerinnen es manchmal mit unter die Kräuter des »Marienkräuterbüschel« taten, der zu Maria Himmelfahrt am 15. August in der Kirche offiziell gesegnet wurde und sämtliche Heil- und Zauberkräuter enthielt, die sie das Jahr hindurch, für das Wohl und zur Gesundheit in Haus und Stall – wie auch im Ehebett – brauchten.
Sibirische Schamanen tragen Spiegel an ihrer Kleidung, damit die Dämonen, wenn sie sich darin sehen, erschrecken. Mit Kot und Urin vertreibt die »Dreckapotheke« mitunter die übelsten Krankheiten. Die Irokesen schnitzen aus Lindenholz groteske Masken (Falschgesichter), welche die Krankheitsdämonen darstellen, und tragen diese bei den Heilséancen. Vielleicht verfuhr das christliche Landvolk ebenfalls nach diesem »homöopathischen« Prinzip (Gleiches mit Gleichem zu bekämpfen), wenn sie um Johanni mit diesem Hexenkraut ihr Vieh beräucherten, um es gegen Behexung zu schützen, oder wenn sie Bilsenkraut in die vier Ecken der Scheune gegen Mäusefraß aufhängten. (Übrigens wird hier das Geheimnis des Rattenfängers von Hameln angedeutet: Mit Hilfe der Bilsenkraft kann der schamanisch Begabte mit der Gruppenseele der Nagetiere Kontakt aufnehmen und mit ihnen »verhandeln«.)
Vielleicht ist es auch dieser »Dill«, der – auf der Haut getragen – vor Hexerei schützen soll, und von dem es heißt:

Baldrian, Dost und Dill
kann die Hex' nit wie sie will.

Das Kraut der Schmerzlinderung

Den samen schol man kainem menschen zu essen geben,
wan (*denn*) er tötet und pringt den siechtum der vergezzenhait
daz ain mensch neur (*nur*) will slafen
und vergizzet vil ding.
(Konrad von Megenberg, »*De natura rerum*«, 14. Jahrhundert)

Natürlich besitzt auch das Bilsenkraut sonnige Heilkräfte.
(M. Madejsky u. O. Rippe in »*Heilmittel der Sonne*«)

Bilsenkraut war einst eine nicht unbedeutende Heilpflanze – schließlich war es dem Apollo oder Belenos geweiht, dem Gott, dessen Pfeile ebensowohl Krankheit wie Heilung bringen können. Eine der ältesten Verwendungen des Bilsenkrauts war die eines Schmerzstillers und Seelentrösters. Wahrscheinlich haben schon die Steinzeitmenschen zur Linderung von Schmerzen das zerdrückte frische Kraut bei Geschwülsten, Rheuma und anderen Leiden aufgelegt.[38] Bezeichnend ist der Name der Familie, *Solanaceae*, und des Tribus, *Solanae*, zu denen das Bilsenkraut gehört: Er kommt vom lateinischen *solánem* (=Trost) oder *solári* (=lindern, trösten, mildern). Bilsenkrautöl (*sepet* genannt) wurde als Heilmittel schon im *Ebers Papyrus* vor fast 5000 Jahren erwähnt (Marzell 1995:54).
Dioskorides empfiehlt das frische Kraut, äußerlich als Umschlag appliziert, als schmerzstillendes Mittel »bei jeglichem Leiden«. Bei *Ga-*

[38] Die großen Killer der Neuzeit, Herz-Kreislauferkrankungen, Krebs, Leberzirrhose und Autoimmunkrankheiten waren den steinzeitlichen Jägern und Sammlern ebenso unbekannt wie noch bis vor kurzem den Naturvölkern. Deswegen kannten sie kaum spezifische Heilkräuter für diese Leiden. Was sie jedoch am meisten plagte, waren Rheuma und Gliederschmerzen, von kalten und feuchten Lagerstätten, und diese ließen sich mit analgesischen Mitteln wie dem Bilsenkraut lindern. Die Pharmakopöe der Wilden enthielt auch viele blutstillende, wunddesinfizierende, magen- und darmwirksame sowie fiebersenkende Mittel.

len ist es Hauptbestandteil des Schlaf- und Betäubungsmittels namens *Philonion*.

Hildegard von Bingen warnt zwar vor dem innerlichen Genuß der Pflanze, bereitet aber ein Öl aus den Samen zur Einreibung bei Geschwüren und Entzündungen. Gegen torkelnde Trunkenheit läßt die pflanzenkundige Nonne aus dem Kraut einen kalten Umschlag bereiten, der auf Stirn, Schläfen und Hals aufgelegt wird. (Es handelt sich dabei um etwas ähnliches wie das moderne Hyocin-Pflaster, das bei Schwindel, Reise- und Seekrankheit angewendet wird.) (MÜLLER 1993:54).

Einen Überblick der medizinischen Anwendung des Bilsenkrauts zu Beginn der Neuzeit erhalten wir in einem Text aus dem »Kurzten Handtbüchlein / und Experiment / vieler Artzneyen / durch den gantzen Cörper des Menschen« (Straßburg, 1607), geschrieben von dem »hochgelehrten« O. APPOLINARIS: »Bülsenkraut gestossen / und darunder gemischet Gerstenmäl / glegt auff ein hitzig Geschwer und Podagram / heilt es. Die wurtzel von Bülsen gesotten mit Eßig / oder den rauch von den samen im Mund gehalten / benimpt Zanwehe. Der same grün gestossen / daß er safft gibt / den gestrichen über bös Augen / nimpt den Eyter daraus. Oder ihn pflasters weiß über die Augen gelegt / nimpt Augenwehe /kalten Fuß / Ohrenwehe / und die schandhafte Mutter der Frauen. Der same gestossen / und mit Wein vermischt / hilft fast wol den schwerenden Brüsten / darüber gelegt / löschet die Hitz. Bülsensamen gepulvert mit Frawen Milch / Eyerweiß unnd mit wenig Eßig vermischet / umb den Schlaff (=Schläfe) gestrichen / macht schlaffen. Oder ein Fußwasser von Bülsen kraut gemacht /bringt den Schlaff. Hüt dich diß kraut und samen roh zu essen / denn es ist vergifft ...« (MARZELL 1995:55).

Die Barbiere – die ersten Chirurgen – tränkten Schwämme mit dem Saft des Bilsenkrauts und anderen narkotisierenden Pflanzensäften (Opium, Alraune). Sie ließen diese schlafspendenden Schwämme (*spongia somnifera*) trocknen und setzten sie erst ein, wenn sie das scharfe Messer ansetzen oder eiternde Zähne ziehen mussten. Dann tauchten sie die Schwämme für eine Stunde in heißes Wasser, legten sie anschließend dem Kranken unter die Nase und befahlen ihm, tief durchzuatmen (LAMBERTINI 1992:740). Dioskorides, der kräuterkundige griechische Arzt, kannte solche Schlafschwämme auch schon. Medizinhistoriker vermuten, dass sich die Anwendung der Schwämme auf die Praxis des »therapeutischen Schlafes« in den ägyptischen Heiltempeln und in den hellenischen Äskulap-Tempeln zurückführen lässt. Nachdem der Kranke einen Hahn geopfert hatte, massierten ihn die Tempelpriester mit duftenden Kräutern und führten ihn, unter dem Bild der Isis oder eines anderen Heilgottes liegend, in einen dreitägigen Tiefschlaf. Während seine Seele im Reich der Götter wandelte, erfuhr der Kranke seine Heilung. Oft träumte er während dieser geweihten Nächte, welche Heilmittel für ihn die richtigen seien, welche Diät er befolgen soll und wie er seinen künftigen Lebenswandel zu gestalten habe (STORL 1993:33). Von den Salben und Schwämmen, mit denen Folterknechte und Henker die Deliquenten behandelten, um in ihnen Gleichgültigkeit, Willens- und Widerstandlosigkeit zu erzeugen, war oben schon die Rede.

Bilsensamen spielten auch in anderen mittelalterlichen Medikamenten eine Rolle. Sie waren - neben Opium, Engelwurz, Quendel, teuren exotischen Gewürzen, Schlangenfleisch (gegen Schlangenbisse) und zahlreichen anderen Zutaten - Bestandteil des *Theriaks*. Dieses »Gegenmittel gegen jegliches Gift«, das angeblich der größte Giftkenner der Antike, der pontische König Mithridates, erfunden haben soll, galt als wirksamstes Mittel gegen Pest und Cholera. In jeder größeren Stadt wurde der Theriak - der Bekannteste kam aus Venedig - in feierlicher Handlung auf dem Marktplatz von den Apothekern, unter Aufsicht der Medizinalbehörden, der Ratsherren und des Dekans der medizinischen Fakultät, öffentlich hergestellt.[39]

---

39 Das Schwedenbitter, das heute noch erhältlich ist und von der Kräuterfrau Maria Treben propagiert wurde, ist eines der letzten dieser Theriake - selbstverständlich ohne Bilsenkraut.

Trank des Vergessens

Nicht nur physische Schmerzen, sondern auch seelisches Leid konnte der Hyoscyamustrunk vergessen machen. HOMER beschreibt das böse Getränk, mit dem die wurzelkundige Kirke die Schiffsmannschaft des Odysseus verzauberte, mit diesen Worten:

Mischte ihnen Käse und Mehl und goldenen Honig
in pramnischen Wein, doch tat sie auch schädliche
Kräuter in das Getränk, daß jene die Heimat gänzlich vergäßen.

Der blinde Seher Homer berichtet auch, wie Helena dem Sohn des Odysseus, dem guten Telemachos, den Trunk Nepenthes zu trinken gab, damit er das Elend des Hauses und den Schmerz um seinen Vater vergesse:

In das Gefäß, aus dem sie ihren Wein zu schöpfen pflegten,
schüttete Helena einen wundersamen Saft.
Er vertrieb allen Schmerz und alle Wut
und machte alle Übel vergessen.
Wer einmal aus einer Schale mit dieser Mischung getrunken hat,
vergießt keine Träne und lacht den ganzen Tag über,
selbst wenn sein Vater oder seine Mutter gestorben wären,
ja, selbst wenn seinem Bruder oder seinem Lieblingssohn
in seiner Gegenwart und unter seinen Augen
mit der erzenen Waffe die Kehle durchgeschnitten würde.

Was könnte die geheimnisvolle Zutat dieser Zaubertränke wohl gewesen sein? Ethnopharmakologen denken vor allem an das Bilsenkraut. Oder war es der Alraunensaft, Mohn oder das Haschisch? (ENGEL 1978:18)

Ein ähnlicher wundersamer Trank des Vergessens wurde von Kriemhild der Gudrun kredenzt, damit sie den Mord an Sigurd vergesse und aufhöre, die Mörder zu hassen. Auch sollte der Trank dafür sorgen, daß sie bereitwillig die Braut des Hunnenkönigs Etzel werde (HANSEN 1983:49):

Grimhild brachte den Becher mir dar,
Den kalten, herben, daß ich des Harms vergäße.
Der Kelch war gekräftigt aus der Quelle Urds,
Mit urkalter See und sühnendem Blut.
Im Bier beisammen war Bosheit viel,
Allerlei Wurzeln und Waldeckern,
Tau des Herdes und Tiergeweide,
Gesottene Schweinsleber, die den Schmerz betäut.
(»Edda«, das zweite Gudrun-Lied)

Einen weiteren in der Weltliteratur berühmten Trank bereitet der Mönch Lorenzo für Julia in SHAKESPEARES »Romeo und Julia«. Das Getränk, das einen Scheintod vortäuschen soll, trägt – nach Ansicht von JOHN MANN, Pharmakologe an der Universität Oxford – ebenfalls die Signatur einer extremen Tropanalkaloidintoxikation (MANN 1992:80):

Nimm dieses Fläschchen dann mit dir zu Bett
Und trink den Kräutergeist, den es verwahrt:
Dann rinnt alsbald ein kalter matter Schauer
Durch deine Adern und bemeistert sich
Der Lebensgeister: den gewohnten Gang
Hemmt jeder Puls und hört zu schlagen auf.
Kein Odem, keine Wärme zeugt von Leben ...
(»Romeo und Julia«; IV, 1)

Zahnwürmer und Zahnschmerzen

In früheren Zeiten war das schmerzlindernde Bilsenkraut das wichtigste Mittel bei Zahnschmerzen. Aus Mesopotamien ist überliefert, dass die chaldäischen Heilpriester »den Wurm, der die Zahnschmerzen verursacht«, mit Bilsenkraut (*Sambinu* oder *Sikarinu*) und einer Beschwörung der Rache des Heilergottes Ea, vertrieben (WHEELWRIGHT

1974:45). Auch scheinen die Babylonier eine Art schmerzlindernde Plombe aus Mastixharz mit Bilsenkraut gekannt zu haben. Dioskorides und Plinius geben ein Mundspühlwasser zur Linderung von Zahnschmerz an, welches aus einer Abkochung der Bilsenkrautwurzel in Essig besteht.

Bilsenkraut heißt in Mähren und Teilen Östereichs *Zahnkraut* oder *Zahnwehkraut*, in Luxemburg *Zahnsämchen*, in Schweden *Tannvärksfraj*, in Frankreich *herbe aux dents* oder *herbeau mal dents* und in Italien *erba d'maldj dent*. Ähnlich benannt ist es in den slawischen Ländern, in Ungarn, in Finnland und anderswo. Schon die Römer schätzten es als *Dentaria* oder Zahnkraut.

Die Gelehrten der Renaissance waren eifrig darauf erpicht die vom Schöpfer in die Pflanzen hineingeheimnisten Signaturen zu erkennen. Daraus erhofften sie sich eine Erweiterung der medizinischen Wissenschaft. In den Blättern des Leberblümchens etwa erkannten sie die Signatur einer gelappten Leber; in den roten Stengeln des Ruprechtkrauts sahen sie ein sicheres Zeichen, dass sie ein blutstillendes Kraut vor sich hatten, und die Walnuss deuteten sie als Abbild des Schädels mitsamt dem Hirn. Beim Bilsenkraut glaubten sie in den Samenkapseln die Signatur der Backenzähne zu erkennen: »Das hülsen säcklin des Bilsemkrautes darin der Samen verschlossen ligt, hat sein signatur und bildnuss in den Kusen (nd. Kuus = Molar) *oder grossen Backzanen*« (FRANCK, Signatur, 1618). Entsprechend der Signatur nannte man die Pflanze *Roßzahn*, mittellateinisch *dens caballinus*, dänisch *horsetand*, französisch *dent de cheval*, italienisch *dente de cavallino*, serbokroatisch *zub konjski* und so weiter.

Wie wir schon andeuteten, stehen im Aberglauben und in der Mythologie der Indogermanen Eberzahn und Blitz in mythisch-symbolischem Zusammenhang. Der Blitzspeer der indoeuropäischen Himmelsgötter stößt auf die Erde hinab. Nicht nur befruchtet dieser Einschlag die Erde, sondern er tötet auch die Drachen, Schlangen und giftigen Würmer, die Kreaturen des dunklen Chaos. Wie die Donnervögel der Indianer, welche die Schlangenbrut vernichten, so zermalmt der indische Blitzkeilträger Indra und der germanische Thor –

der kosmische Eber mit seinen Hauern – diese heimtückische, Zerstörung und Krankheit verursachende Brut.
Ähnlich ist es im Mikrokosmos: Zahnschmerzen, die den Menschen zur Verzweiflung treiben, werden von nagenden (roten) Würmern verursacht, die unter dem Zahn sitzen und ihn aushöhlen. Auch um diese Plagegeister zu vernichten, bedarf es der Blitzkräfte des würmer- und schlangentötenden Hammers des Gewittergottes oder die scharfen Hauer des kosmischen Ebers: Zahnstocher wurden deswegen früher aus dem Holz von Bäumen geschnitzt, in die der Blitz eingeschlagen hatte. Bei schwerem Zahnen rieben die Deutschböhmer das Zahnfleisch des zahnenden Kindes mit einem Eberzahn. In diesem Zusammenhang wurde auch die heilende Wirkung des Bilsenkrauts bei schmerzenden Zähnen erklärt. Warum sollte eine Pflanze, die es vermag, bei Trockenheit das kühlende Gewitter heranzuziehen, nicht auch die Blitzgewalt des kosmischen Ebers herbeilocken, wenn es um den bösen Zahnwurm geht?
Noch lange, bis zu den Anfängen der modernen Zahnheilkunde, versuchte man, mit dem Bilsenkraut die bösen Zahnwürmer zu töten. Wie in Indien noch heute, zogen wandernde Zahnheiler von Markt zu Markt und Land zu Land. Eiternde, schmerzende, kariöse Zähne behandelten sie mit dem Rauch schmorender Bilsenkrautsamen. Die Samen wurden auf glühende Kohle oder in heiße Pfannen gelegt. Der Leidende musste den aufsteigenden Rauch der glimmenden Samen durch einen Trichter in die Mundhöhle saugen. Um die Wirkung zu verstärken, bedurfte es selbstverständlich eines Spruchs, wie etwa diesen altüberlieferten:

Willst du dein Zähn in gut' Behafft,
Nimm Samen des Lauchs und Pilsensaft.
Verbrenn 'es und fange den Rauch davon
Und lenk' es in den bösen Zahn.

Beim Erhitzen in der Pfanne platzen die Bilsensamen auf, sodass die gekrümmte Keimwurzel (Hypokotyl) hervorquillt. Die landfahrenden

Wunderdoktoren und Kurpfuscher zeigten dem benebelten Patienten diese weißen »Würmlein« zum Beweis, dass die Behandlung erfolgreich gewesen war. Auch wenn die Schmerzen vorübergehend aufhöhrten, grenzte die Behandlung natürlich an Scharlatanerie und Betrügerei.
Das Sichtbarmachen der an sich unsichtbaren Würmer ist dennoch alte schamanische Praxis. Überall auf der Welt saugen Schamanen »Würmer« aus den Körpern der Kranken. Nach erheblicher Anstrengung, unter viel Schwitzen und Stöhnen, spuckt der Heiler dann einen kleinen bluttriefenden Wurm aus, ein sichtbarer Beweis seines Erfolgs. Obwohl dieser »Wurm« oft nichts anderes ist, als eine blutverklebte Daunenfeder oder ein roter Faden, handelt es sich beim echten Schamanen nicht um Betrug. Die wirklichen Krankheitswürmer sind sowieso Geisterwürmer («Würmlein klein, hast weder Haut noch Bein, hast weder Fleisch noch Blut«), der physisch sichtbare »Wurm« aber, den der Schamane ausspuckt und dann entsorgt, ist nur ein greifbares Symbol für die wirklich gelungene Heilung. Der richtige Schamane ist schließlich fester Bestandteil der Gemeinschaft und kein fahrender Scharlatan. Er kann zur Verantwortung gezogen werden. Den vorgezeigten Geisterwurm hat er nicht nur erfunden, sondern hat ihn mit seinem Geistesauge in der transsinnlichen Dimension wirklich gesehen. Er ist in die Dunkelheit des erkrankten Leibes gereist, er hat den feindlichen Dämon ausfindig und unschädlich gemacht. Viele schamanische Heiler nehmen für die »Reise« in den Körper die Hilfe der Nachtschattenpower für sich in Anspruch, wie sie der Stechapfel, die Brugmansie, die Alraune oder das Bilsenkraut verleihen kann. Nicht umsonst heißen die Pflanzen, welche die Schatten der Nacht, die Geister und Schratten, sichtbar machen, *Nachtschatten*gewächse. (Storl 1996:131) Wie der Mond reflektieren sie die Sonnenkraft und strahlen sie als fahles Licht in die Dunkelheit, sodass die Umrisse der Schattenwelt sichtbar werden.
Noch immer heißt das Bilsenkraut bei den Siebenbürgern in Rumänien *Madekreokt* (Madenkraut). In Oberbayern heißt die Pflanze *Wurmsame*: Ein Bauer aus der Region erklärt: »Haben Kälber Würmer im Leib, so macht man aus den Samen des Bilsenkrauts einen Tee und gibt

diesen den Kälbern zum Trinken. Der Same muß aber zwischen dem 15. August und 8. September (Frauen-Dreissiger) gesammelt werden.« (MARZELL II 1972:933)

Die mittelalterliche Kirche weihte das zahnschmerzlindernde Kraut der Heiligen *Apollonia*, die im Jahre 249. n.u.Z. den Märtyrertod starb. Es heißt, die ägyptische Heilige habe schon zu Lebzeiten wundersame Gaben besessen. So habe sie die Götzenbilder der Heiden angeblasen, die, von ihrem Atem getroffen, zu Staub zerfielen. Als Strafe dafür wurden der »betagten christlichen Jungfrau« mit spitzen Steinen sämtliche Zähne ausgebrochen - so der zeitgenössische Bericht des Bischofs Dionysos von Alexandrien (EUSEBIUS, »*Hist. eccl.*« II,419). Im Kerker noch betete sie dann aus Mitleid für alle Zahnleidenden, die sie anrufen würden (STEIN 1987:26). Spätere Legenden besagen, dass man ihr, da sie sich weigerte, den wahren Gott zu verleugnen, die Zähne einzeln mit einer Zange herausriss oder dass der Henkersknecht ihre Wangen so lange mit einem Knüppel traktierte, bis die Kiefer brachen, die Zähne zerschmettert waren und sie von selbst in die Lohe des Scheiterhaufens sprang. Auf diese gräßliche Weise wurde sie zur Patronin der Zahnleidenden. Ihr Attribut ist die Märtyrerpalme und eine Zahnzange mit extrahiertem Zahn. Ihr Fest wird am 9. Februar gefeiert, und ihre Reliquien werden in der Santa-Apollonia-Kirche in Rom aufgewahrt. (Übrigens, eine der Fachzeitschriften für Dentisten in Amerika trägt den Namen »The Apollonian«.) Das Bilsenkraut wurde auch ihr geweiht. Es ist das *Apolloniakraut* in Kärnten und anderswo in Süddeutschland. *Herbe Sainte-Apolline* oder *louzouen santoz Apollina* heißt es in der Bretagne, *erba di Santa Polona* in Italien, *queixals de vella* (Backenzähne des alten Weibes) in der katalanischen Sprache, *jarbe di sante Polonie* im Rätoromanischen. Und mit diesem Namen sind wir natürlich wieder bei Apollo, also Belenos.

Heutige Heilindikationen

Nach dem Merckschen Index wurde und werden Hyoscyamosblätter (*Hyoscyami folia*) als Antispasmodikum, Beruhigungsmittel, Narkotikum und Mydriatikum (zur Erweiterung der Pupillen) angewendet: innerlich bei Affektionen der Luftwege mit Hustenreiz, Krampfhusten, Keuchhusten, bei Tuberkulose, chronischer Bronchitis, bei Neuralgien und Zahnschmerzen, bei schmerzhaften (rheumatischen und gichtigen) Affektionen der Gelenke, der Knochen, der Urogentialorgane (Uteruskrämpfe, Blasensteine, Gonorrhoe), bei Magenkrampf, Kolik, Angina pectoris, Schlaflosigkeit, geistiger Aufregung, Hysterie, Epilepsie und Geisteskrankheiten mit großer Erregbarkeit. Äußerlich findet es bei Krebs, Drüsengeschwülsten, Geschwüren, Ekzemen und so weiter Anwendung, die Blattdroge als Infus (Tee) zum Augenwässern, Klistieren und Salben, und als Räuchermittel zur Inhalationen (Simonis 1981:583).[40]

Als Hauptkomponente der wirksamen Inhaltsstoffe ergeben Analysen durchschnittlich 0,05 Prozent Alkaloide mit *L-Hyoscyamin* (Atropin, das beim Trocknen entsteht) und *L-Scopolamin* (Hyoscin). Außerdem sind noch Apoatropin und zwei weitere Alkaloide, Amine, das Glykosid Hyoscypircrin, Cumare, Wachse, Harz, Cholin, ätherisches Öl, Gerbstoff und Rutin ermittelt worden (de Vries 1989:623). Nebenwirkstoffe und das je nach »chemischer Rasse« des verwendeten Bilsenkrauts unterschiedliche Mengenverhältnis der beiden Hauptalkaloide sind für das variierende Wirkungsspektrum verantwortlich. Im Wirkungsbild des Bilsenkrauts überwiegt meistens die zentrale Beruhigung (Hager, Bd. V 1979:209).

Die Wirkung wird heute als parasympatholytisch (lähmt oder dämpft den Parasympathikus) und anticholinerg beschrieben. Diese Dämp-

---

40 In der Bibel der Apotheker, »*Hagers Handbuch der Pharmazeutischen Praxis*« (Hager, Bd. V 1979:209), werden die Anwendungen wie folgt beschrieben: »Die Droge wird zur Dämpfung des Vagotonus und als allgemeines, beruhigendes Mittel, z. B. bei Alterstremor, verwendet. Sie dient vor allem als Spasmolyticum bei Krampfzuständen der Speiseröhre, des Magens, der Eingeweide und der Blase. Auch als krampf- und reizlinderndes sowie sekretionsbeschränkendes Mittel bei Erkrankungen der Atmungsorgane, als schmerzlinderndes und krampflösendes Mittel bei Parkinsonsyndrom, bei geistiger Aufregung, Hysterie, Epilepsie, als Narkoticum und Mydriaticum kann es dienen. Bilsenkraut wird fast nur noch in Form von Galenica verwendet, im allgemeinen ähnlich wie Belladonna-Präparate, jedoch entsprechend dem geringeren Alkaloidgehalt in etwa dreifach höherer Dosierung. Äußerliche Anwendung der Blätter findet statt bei Krebs, Drüsengeschwülsten, Geschwüren, Blasen- und Mastdarmkrämpfen, Ekzemen, Prurigo, bei Hämorrhoidalknoten in Form von Umschlägen (zusammen mit Leinsamenmehl), als Infus, Augenwasser, Klistier (0,1 bis 0,4:100 bis 150), Inhalation, Salbe usw. sowie als Rauchmittel bei Atemnot und Zahnweh, häufiger zu Asthmakräutermischungen, wobei nur die von Stengeln und Rippen befreiten Blätter verwendet werden, um ein gleichmäßiges Glimmen zu erzielen.«

fung oder Hemmung des Parasympathikus funktioniert über eine kompetitive Antagonisierung insbesondere der muscarinartigen Wirkung von Acetylcholin. Das bedeutet, die Bilsenkrautalkaloide verdrängen das Acetylcholin, einen Botenstoff – bei Erregung postganglionärer, parasympathischer Nerven wird er freigesetzt –, von seinen Rezeptoren. Das Hyoscyamin führt in größeren Dosen zu Erregungen, Krämpfen und Halluzinationen – Nebenwirkungen sind Mundtrockenheit, Akkomodationsstörungen, Zunahme der Herzfrequenz (Tachykardie), Hemmung der Speichel- und Magensaftabsonderungen, Bronchokonstriktion sowie Hemmung der Bronchialsekretion und der Aktivität des Flimmerepithels, Miktionsstörungen (Störung der Harnblasenentleerung), Steigerung des Innendrucks der Augen und motorische Erregung. Aber, wie gesagt, es überwiegt meistens die vor allem durch das Hyoscin hervorgerufene sedierende Wirkung.
An dieser Stelle ein Hinweis des Botanikers GERBERT GROHMANN: »Mit der Untersuchung einzelner isolierter Substanzen ist hier noch nicht allzuviel erreicht, solang nicht die Wirkung der ganzen Pflanze im Auge behalten wird. Ganz offenbar sind hier nicht die physiologischen Wirkungen das Primäre, sondern die Veränderungen, die im Seelischen hervorgerufen werden.« (GROHMANN 1991:163)

Die vielen Indikationen und Kontraindikationen dieser mächtigen Heilpflanze setzen ein wirkliches ärztliches Können voraus. Aber mehr als das, der Heiler, der mit dem Bilsenkraut umgehen will, muß sozusagen vom Bilsen*deva* dazu berufen sein. Oder, wie RUDOLF FRITZ WEIß, der Nestor der modernen Phytotherapie, sagt: »Zunächst muß uns daran liegen, daß der Arzt wieder, wie in früheren Zeiten, ein besonderes und inniges, fast möchte man sagen ›persönliches‹ Verhältnis zu der von ihm verordneten Arzneipflanze erhält.« (WEIß 1991:23)
Dr. Weiß verschreibt eine *Tinctura Hyoscyami ex Herba recenti* als Tremormittel bei *Paralysis agitans* und beim Alterstremor. Ein *Oleum Hyoscyami* (Bilsenöl) dient ihm als schmerzstillende Einreibung bei Rheuma und Nervenschmerzen (WEIß 1991:381). Auch ist Bilsenkraut Bestandteil einer die Lymphdrainage unterstützenden Salbe (1991:426).

In der Apotheke ist das alkaloidfreie, nicht rezeptpflichtige Bilsenkrautöl (*Oleum Hyoscyami*) erhältlich, das bei rheumatischen Beschwerden auf die betroffenen Körperstellen eingerieben wird. Es kann aber auch zu erotischen Massagen und als Gleitmittel verwendet werden (RÄTSCH 1995:121). Dieses Bilsenkrautöl (20 Milliliter), gemischt mit 10 Milliliter ätherischem Lorbeeröl und 70 Milliliter Mandelöl, kann auch als »Orakelöl« auf Stirn und Schläfen eingerieben werden, um Andacht oder Versenkung zu vertiefen. Obwohl es keine halluzinogenen Wirkstoffe enthält, wirkt der Geist der Pflanze angeblich dennoch (MADEJSKY/RIPPE 1997:61). Bilsenkrautöl für den äußerlichen Gebrauch wird auf zweierlei Arten hergestellt: Das eine durch Pressen der zerstoßenen und mit Wasserdämpfen gesättigten Samen, das andere durch Kochen von vier Teilen Olivenöl mit einem Teil frischer Bilsenkrautblätter (SIEGMUND 1990:126).

Die Indikationen des Bilsenkrauts in der Homöopathie würden ganze Bände füllen. Bei der homöopathischen Arzneiprüfung des Hyoscyamus an einem gesunden Menschen (dem Prüfer) zeigen sich Erregungserscheinungen, die in Lähmungserscheinungen übergehen. Diese werden von folgenden körperlichen Symptomen begleitet: Schwäche und Erschöpfung, Benommenheit, Tremor, Muskelzuckungen, klonisch-tonische Krämpfe, Augenmuskellähmungen, trockener (nächtlicher) Husten, unwillkürlicher Abgang von Harn und Stuhl. Geistig-mentale Symptomatik: Große Schwatzhaftigkeit, Ruhelosigkeit und Verwirrung, Halluzination, Delirien, großer Argwohn (etwa die Angst, vergiftet zu werden), große Eifersucht, starker Sexualtrieb, geiles Reden und Verhalten (der Prüfer entblösst sich und stellt sich nackt zur Schau) (FURLENMEIER 1981:67).

Anwendungsgebiete in der Homöopathie sind das zentrale Nervensystem, Atemwege, Blase; Zustände wie fixe Ideen, Epilepsie, Eifersuchtswahn; weiter Magenschmerzen, Magenschleimhautentzündung, Darmentzündung, Koliken, Erbrechen, Durchfall; Nervenreizungen, Gelenkreizungen, Blasenkrämpfe, zu frühe und zu starke Menstruation; Satyriasis, Nymphomanie. Ähnliche Indikationen gelten auch in der Spagyrik (HEINZ 1984:392).

Bandj, Bilsenkraut in der arabischen Heilkunde

Mit den Bilsenkräutern, dem schwarzen (*Hyoscyamus niger*), dem weißen (*H. albus*), dem ägyptischen (*H. muticus*), dem goldenen (*H. aureus*) und anderen Arten, die im nordafrikanischen und westasiatischen Wüstenklima wachsen, waren die Araber seit langem bestens vertraut. Die Hyoscyamusarten - in der arabischen Sprache als *Bandj* (*Bendsch*) bezeichnet - spielten im Nahen Osten seit jeher eine zentrale Rolle in der Heilkunde, in der Verführungskunst, bei politischen Intrigen und später in der Alchemie. In den orientalischen Erzählungen und in der Volkspoesie, etwa in »Tausend und eine Nacht«, erfahren wir, dass die Droge, genaustens dosiert, gezielt eingesetzt wird, je nach dem, ob das Opfer nur eingeschläfert und entführt werden soll, ob es zum Geständnis oder zum Verrat von Geheimnissen gezwungen werden, oder ob es getötet werden soll. Mit Schlafschwämmen, die Bandj enthielten, wurden nichtislamische Gefangene und Sklaven betäubt, ehe man sie kastrierte. Beduinen und Räuber taten die Droge heimlich in die Speisen und Getränke Reisender, um sie einzuschläfern, ehe sie sie ausraubten. Derwische und Sufis würzten ihren Kaffee mit zerdrückten Bilsenkrautsamen, um sich in religiöse Raserei zu versetzen.

In der islamisch-arabischen Volksheilkunde findet Bandj ebenfalls vielfältige Anwendung. Das Kraut, in Olivenöl mazeriert, wird bei Schmerzen und zur Wundheilung eingerieben, mit dem Rauch werden Zahnschmerzen und Atembeschwerden behandelt, eine Abkochung des Krauts wird bei Augenleiden verwendet, Pflaster aus Mehl mit zermahlenen Samen werden bei Geschwüren und Tumoren aufgetragen.

Bandj bezeichnete ursprünglich nur das Bilsenkraut, im Mittelalter jedoch wurde der Begriff auf sämtliche Mischungen, in denen die Hyoscyamusdroge enthalten war, angewendet (BRANDENBURG 1992:95). In diese Bandj-Mischungen kamen dann auch Hanf (*hashish*), Alraune, Opium (*kashkàsh*) und der weiße Saft des Giftlattich (*Lactucarium*). Dieses Gemisch wurde als Analgetikum und Anaesthetikum hoch geschätzt. Der frühmittelalterliche arabische Alchemist und Pharmakologe Djabir ibn Haiyan schreibt, in seinem »Buch der Gifte«, dass Bandj »kalt und trocken ist, einschläfert und den Körper sowie die angeborene Wärme gänzlich erstarren läßt«. Das ist natürlich ganz im Rahmen der Vorstellungen der damals vorherrschenden humoralpathologischen Lehre, welche die islamischen wie auch die christlichen Ärzte von den alten Griechen geerbt hatten. Wie in Europa kam Bilsenkrautsaft mit in die in Wein oder Fruchtsaft getränkten Schlafschwämme. Bei Operationen wurden diese dem Patienten in den Mund oder in die Nase geschoben, damit die Alkaloide über die Schleimhäute in den Blutkreislauf gelangen konnten. Bilsenkraut wurde ebenfalls in den arabischen Theriak gemischt.

Bilsen in der Ayurveda und in der tibetanischen Heilkunde

In Indien wächst das schwarze Bilsenkraut im Himalaya bis auf 3000–4000 Meter Höhe. Im Sanskrit heißt das Heilkraut *Parasika yavani*, »die persisch-griechische Pflanze«. Wahrscheinlich wurde der Gebrauch von den islamischen Invasoren aus dem Nordwesten mit eingeführt, als Teil der militärischen Wundmedizin. In Hindi heißt das Kraut *Khurasani ajavayan*. In der ayurvedischen Gesundheitslehre Indiens findet es vielfache Verwendung.

Die Eigenschaften einer Heilpflanze werden in der Ayurveda weniger durch pharmakologische Experimente bestimmt, sondern eher wie beim homöopathischen Erproben, durch genaue meditative Beobachtung der Wirkung am eigenen Körper und Geist. Auf dieser Basis wird der unmittelbare Geschmack (*Rasa*) des Bilsenkrauts als scharf und bitter beschrieben. Auch der Nachgeschmack, der sich nach der Verdauung (*vipaka*) einstellt, ist bitter und trocken. Die Wirkung auf den Körper (*virya*) ist »erhitzend«, und die subtile, innere Wirkung (*prabhava*) ist narkotisch. Was die Humore (*Dosas*) betrifft, so stellen die ayurvedischen Forscher fest, dass Bilsenkraut *Pitta* (Hitze) vermehrt, zugleich aber *Vata* (Wind) und *Kapha* (Schleim) verringert.

Der frische Pflanzensaft wird innerlich als Narkotikum und Sedativum angewendet; ein Umschlag des Saftes, in Gerstenmehl gemischt, äußerlich bei Schmerzen und Entzündungen; ein Öl bei rheumatischen Schmerzen; eine Mischung des gemahlenen Samens mit Mohnsamen, Wasser und Honig bei Husten und Asthma (ZOLLER/NORDWIG 1997:341).
Die traditionelle Kräuterheilkunde der Tibetaner kennt den Gebrauch des Bilsenkrauts (*Th'ang-trhom L'ang-th'ang-tzey*), vor allem der Samen, als Heilmittel bei Magen- und Darmschmerzen, die von »Würmern« herrühren, als Mittel zur Linderung von Zahnschmerzen, bei Lungenentzündung und Lungenproblemen und insbesondere als Krebsmittel. Es wird bei Tumoren und krebsartigen Geschwüren eingesetzt (TSARONG 1994:90).
Die Chinesen inhalieren den Rauch der Samen des Bilsenkrauts (*Lang-dang-zi*) bei Magenkrämpfen, Husten, Bronchialasthma und Rheuma, aber auch, um die Geister zu sehen (RÄTSCH 1998:281): »(Die Samen), werden sie (richtig zubereitet) über einen längeren Zeitraum hinweg eingenommen, ermöglichen einem, sehr lange Stecken zu gehen, sind nützlich für den Geist und vermehren die Kraft ... Außerdem kann man durch sie mit Geistern kommunizieren und Teufel sehen. Wenn man sie im Übermaße nimmt, so lassen sie einen verblöden« (*Pen-ts'ao Ching*).
Ansonsten ähneln die asiatischen Indikationen weitgehend denen der traditionellen Volksmedizin in Europa und anderswo.

Rudolf Steiner und das Bilsenkraut

RUDOLF STEINER, Gründer der Anthroposophie, war einer der seltenen Menschen mit einer natürlichen hellseherischen Begabung. Für ihn stand außer Zweifel, dass das Bilsenkraut eines unserer wichtigsten Heilmittel ist. Die Pflanze sei so stark, dass die früheren Menschen, etwa die alten Ägypter, beim blossen Anblick der Pflanze erblassten und sich bis ins Blut von ihr ergriffen fühlten (PELIKAN 1975:173). Hochsensible Individuen wie das somnambule Bauernmädchen FREDERIKE

Hauffe spürten diese Kraft noch in der Neuzeit. Bei der bloßen Berührung des Bilsenkrauts wurde sie betäubt und wie gelähmt (Duerr 1978:219).[41]

Steiner, der seinen Geist gerne mit Mandelmilch oder starkem Kaffee anregte, scheint auch mit dem Bilsenkraut wertvolle psychedelische Erfahrungen gemacht zu haben. In einem Vortrag, den er 1924 vor Jungmedizinern hielt, spricht er von der jeweils unterschiedlichen Wirkung auf Geist und Seele verschiedener psychoaktiver Pflanzen. Wenn man zum Beispiel Melisse verabreicht, dann wird das Bewusstsein von einem kleinen Anflug von Traumhaftigkeit durchzogen. Leise *Imaginationen* (innere Bilder) lagern sich in das Bewusstsein ein. Behandelt man einen Menschen dagegen mit Hyoscyamus, dann bekommt er eine sehr starke Anlage zur *Inspiration*. (Unter Imagination versteht Steiner das Wahrnehmen der inneren Bilder, welche die Seele hervorbringt; unter Inspiration dagegen das Sich-Öffnen gegenüber der übersinnlichen Welt, das geistige Hören und Sehen.) So ist das Bilsenkraut für ihn eine wahrhafte Orakelpflanze. Es regt das *Sonnengeflecht* (*Plexus solaris; P. coeliacus*) an, sodass dieses »durchgeistigt« wird. Der Astralleib (Seele) und die Ich-Organisation (das geistige Selbst) können mit Hilfe des Hyoscyamus wirksam in dieses Zentrum eingreifen. Mit dem Bilsenkraut kann man die kosmische Astralität, die im Wärmemantel der Erde – die so genannte Saturnsphäre – lebt, in das Sonnengeflecht und in das Zwerchfell des Menschen leiten.

Was ist nun dieses Sonnengeflecht? Anatomisch versteht man darunter das mit vielen Ganglienknoten versehene, größte Geflecht des vegetativen Nervensystems. Dieses Bauchhöhlengeflecht wird auch als *Cerebrum abdominale*, als »Bauchhirn« bezeichnet. Justinus Kerner

---

41 In dem Vortragszyklus »Geisteswissenschaft und Medizin XV« berichtet Steiner, dass sich die Amseln, wenn sie sich an Kreuzspinnen vergiften, Bilsenkraut als Gegenmittel suchen. Die Spinnen seien stark eingespannt in kosmische Zusammenhänge außerirdischer Natur. »Von diesem Eingesponnensein in solche außertellurischen Prozessen rührt ja diese ganze Gliedmaßenbildung und auch die Zeichnungsbildung der Kreuzspinne her; so daß die Kreuzspinne viel planetarisches Leben in sich hat. Der Vogel ist eben hier hinter dem Miterleben des planetarischen Erlebens zurückgeblieben; er hat es mehr nach dem Innern seines Organismus verlegt. Wenn er die Kreuzspinne frißt, so machen sich die planetarischen Kräfte in ihm bemerkbar.« Der Vogel wird sozusagen von makrokosmischen, planetarischen Kräften überrumpelt. Da braucht die Amsel eine Pflanze, die ein Gift enthält, das dem Planetarischen entgegengesezt ist und sie wieder hinab zum Irdischen zieht.

(1768–1862), ein Mediziner, der sich mit okkulten Themen befasste, bezeichnete es als das »Hellseherorgan«. CARLOS CASTANEDA nannte es die »Quelle der magischen Kraft der Schamanen«. Spiritistische Medien erleben in ihren AKE-Zuständen (außerkörperlichen Erfahrungen), wenn sie sich in die hellsichtige Trance begeben, dass sich dabei das Sonnengeflecht öffnet. Der »geistige Leib«, so ihre Beschreibung, schwebt an einer hauchdünnen »Silberschnur« aus diesem Energiezentrum heraus und bewegt sich in einer nicht-sinnlichen Dimension. Dort begegnen dem Medium transsinnliche Wesenheiten und Verstorbene (SCHEFFER/STORL 1991:108). Zerreißt dieser feinstoffliche Faden, dann kann die Seele nicht in den Körper zurückkehren, und das Medium stirbt. (STORL 1974:91)[42] Im indischen Yoga-System wird der Solarplexus mit dem Nabelchakra, dem *Manipura-Chakra* oder »Tor der Sonne« identifiziert. Dieses »leuchtende Juwel« ist Ort der Willenskraft und der Macht; hier befindet sich als innerer Zustand ekstatische Freude und ebenso die schöpferische oder zerstörerische Wut (OZANIEC 1993:104). Sein Element ist Feuer – oder wie es ARTHUR HERMES formulieren würde – »saturnische Wärme«. In der »Sat-Chakra-Nirupana Upanishad« heißt es bezüglich dieses Kraftzentrums: »Durch das Meditieren über diesen Nabel-Lotus erwirbt man die Macht zu vernichten und zu erschaffen.« (Dem großen Vishnu, der zwischen den Weltenzyklen auf der Weltenschlange im Urmeer ruht, entwächst aus dem Bauch-Chakra ein Lotos. In der sich öffnenden Blüte sitzt Brahma, der Schöpfer, der das Universum erneut erschafft.) Auf dieses mächtige Energiezentrum wirkt das Bilsenkraut ein. Es vermag dieses Chakra zu öffnen, sodass es von makrokosmischen Energien durchflutet werden kann. Diese zeigen sich als Visionen und Begegnungen mit transsinnlichen geistigen Dimensionen – für ungeläuterte, weihelose Seelen können das höllische Schreckensbilder und Qualen sein. Für lautere, eingeweihte Seelen können es klare Visionen und göttliche Inspirationen sein.

[42] Für einen plötzlichen Schock, der wie ein »Schlag in die Magengrube« wirkt, wobei der Lebensfaden zu zerreißen droht, hat Edward Bach die »Notfall-Tropfen« (Rescue) entwickelt. Die wichtigste Blütenessenz in diesem Mittel ist das gelbe Sonnenröschen (Rock Rose). Rock Rose gilt bei den Bachblüten-Therapeuten als eine Art Schutzschild für das Sonnengeflecht.

Nach RUDOLF STEINER wirkt das Bilsenkraut physisch-ätherisch auf den Stoffwechsel- und Sexualbereich, in dem ja auch der menschliche Wille (die Willenskraft) angesiedelt ist. Willensschwache Menschen leiden oft an Verdauungsstörungen, Frigidität oder Potenzschwierigkeiten. STEINER versteht diese Probleme als »Inkarnationsschwächen«, wobei der menschliche Astralleib zu schwach inkarniert ist und nicht tief genug in die unteren und inneren Leibesorgane eingreift. Bilsen treibt jedoch den Astralleib – den »Begierdenleib«, der mit Lust und Unlust, Freude und Schmerz, Trieb und Wunsch zu tun hat – in die unteren Organe hinein. Bilsen – so Steiner – ist ein Mittel »zur Wiederherstellung der Vollfunktion des astralischen Leibes«. Deswegen verordnete er Hyoscyamus einer Frau, die nach einem Sturz von einer Treppe auf ihr Gesäß an Schwellungen im Kreuz und an Menstruationsstörungen litt, damit der Astralleib wieder richtig in die Unterleibsorgane eingreifen konnte.

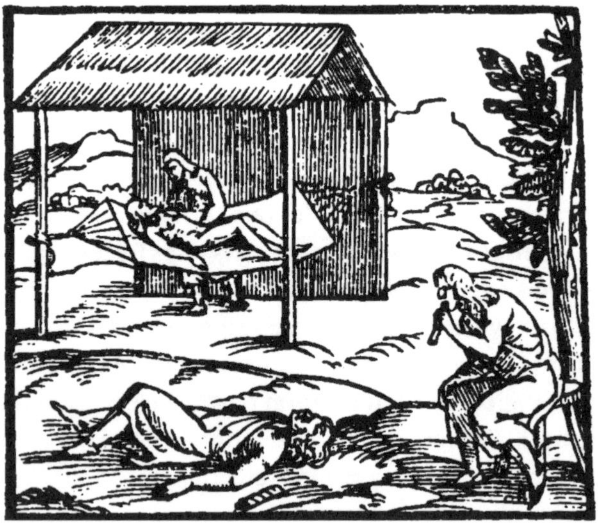

Eine Heilzeremonie auf Hispaniola, bei der ein Schamane irgendeinen Tabak raucht und in Trance fällt.

Das Bilsenkraut der Indianer und Urvölker

Außerdem kann man durch sie (den Bilsensamen)
mit Geistern kommunizieren und Teufel sehen.
(aus dem »*P'ent-ts'ao-Ching*«, einem alten chinesischen Kräutertext)

Und plötzlich ist mir der Gedanke gekommen, daß,
wenn du so mit Pflanzen und Tieren sprichst,
wenn du dich in ein Tier verwandelst, in einen Werwolf oder so,
dann ist es nicht so, daß dir irgendwie plötzlich Haare wachsen,
daß du dich in einen Wolf verwandelst,
sondern daß irgendwo die Distanz oder der Unterschied,
der dich von dem Tier trennt, sich auflöst,
du gehst irgendwie dorthin zurück, wo kein Unterschied mehr ist
zwischen dir und dem Wolf.
(HANS PETER DUERR, »*Gespräch über Zauberpflanzen*«)

Das Kraut, das die Seele in andere Dimensionen fliegen lässt, wurde vermutlich schon seit der Steinzeit von Medizinmännern, Weisen Frauen, Sehern, Heilern und anderen schamanisch Begabten genutzt. Der große Pflanzenkenner HEINRICH MARZELL nennt es »eine der ältesten von Indogermanen genutzten Zauber- und Giftpflanzen« (MARZELL 1987:1306). In Europa wurde es aber schon lange benutzt, noch ehe die Kelten, Latiner und Hellenen mit ihren Streitwagen über die alten matrifokalen Pflanzerkulturen hereinbrachen. An einem bronzezeitlichen Fundort entdeckten Archeologen in Österreich zwei Handvoll Bilsensamen in einem Gefäß, zusammen mit Knochen und Schneckenhäusern (GRAICHEN 1991:69).

Für traditionelle Jäger- und Sammlervölker ist der sympathetische Zugang zu den tieferen Dimensionen der Natur unumgänglich und notwendig. Alle diese Völker achten darauf, mit den transsinnliche Wesenheiten – dem »Hüter der Tiere«, dem »Herrn der Hirsche«, dem »Geist der Bären«, der »Mutter der Tierseelen« – gut auszukommen. Im schamanischen Flug begeben sich die Jäger und der Schamane zu diesen Wesen, die in der Höhle tief in der Erde, auf dem Meeresgrund, hinter den sieben Bergen oder in den Himmeln jenseits der Milchstraße wohnen, um Beute zu erbitten, um zu erfahren, wo die Tiere sich aufhalten, um die Pflanzengeister um ihre Heilkraft zu befragen und ihren Beistand zu erflehen, um verlorengegangene Seelen wiederzufinden, um böse Würmer und andere Krankheitsdämonen unschädlich zu machen, um die Ahnengeister zu überzeugen, sich als Kinder wieder auf der Erde zu inkarnieren (MÜLLER-EBELING/RÄTSCH/STORL 1998:79). Für diese Menschen war der Seelenflug keine Phantasie, kein »Trip«, auch kein Sich-Verlieren in traumhafte, schöngeistige, von der alltäglichen Wirklichkeit enthobene Gefühle, wie es bei wohlsituierten New-Age-«Schamanen« häufig der Fall ist. Für die Naturvölker war die Fähigkeit den Seelenflug zu unternehmen wichtig – überlebenswichtig! Überhaupt war, wie wir schon sahen, die Kommunikation mit den Geistern der Steine, Berge, Pflanzen, der Tiere und des Himmels eine der Hauptbeschäftigungen der natürlich lebenden Menschen. In diesem Kontext spielten entheogene, bewusstseinserweiternde, zum magischen Flug befähigende Pflanzen bei den Urvölkern ebenso wie noch heute bei den Naturvölkern eine wesentliche Rolle. (Was nicht besagen will, dass es nicht eine natürliche Hellsichtigkeit gibt, die ohne solche Hilfsmittel auskommt, oder dass andere Mittel – Fasten oder Askese – benutzt werden können.) Erst auf der Kulturstufe der Sesshaftigkeit, in der erbliche Klassenunterschiede und die Mehrwertabgabe von Erzeugnissen den »Fluch der Arbeit« entstehen lassen, gewinnen die Entspannungsdrogen – bewusstseinsdämpfende und süchtigmachende Narkotika und Alkohol –, die Euphorie und Vergessen ermöglichen, an Gewicht (STORL 1993:339).

Es wäre kaum zu glauben, wenn das Bilsenkraut nicht auch als Hilfsmittel zum schamanischen Flug und zum »Sehen« benutzt worden wäre. Die allgemeine Verbreitung des Bilsenkrautes von Europa bis Ostasien zeigt, »daß die Pflanze zur Bereitung eines Rauschmittels - sicher des allerältesten - schon in frühen Zeiten angebaut wurde« (HÖFLER 1990:91). Diese Aussage des Ethnobotanikers MAX HÖFLER bedeutet jedoch nicht unbedingt, dass das Bilsenkraut erst seit dem Neolithikum, der Zeit, als die ersten Menschen sesshaft wurden, angebaut wurde. Auch die primitivsten Wildbeuterstämme wissen, dass Pflanzen aus Samen keimen oder aus Knollen und Stecklingen sprießen. Auch kennen sie die Standorte und Wachstumsbedingungen der einzelnen Pflanzenarten besser als die meisten modernen Zeitgenossen. Die Wildbeuter konnten sich - nach eigenen Aussagen - ohne weiteres Gärten anlegen. Warum aber sollten sie sich diese Mühe machen, wenn doch alles von selbst in freier Natur wächst und nur gesammelt zu werden braucht? Dennoch legen sich die Jäger und Sammler hin und wieder kleine »Gärtchen« oder Pflanzungen an - aber nur für die allerwichtigsten Pflanzen. Und das sind fast ausnahmslos psychoaktive Gewächse, gelegentlich auch Pfeilgifte und seltene Heilpflanzen. So pflanzten die Crow (Absorakee) wie auch andere nomadisierende Großwildjägerstämme des amerikanischen Westens den Tabak an, den sie für ihre Zeremonialpfeifen und Rituale brauchten. Oft schützen die Wildbeuter ihre wichtigsten sakralen Pflanzen mit einem dornigen Gehege vor Wildfraß und stutzen zugleich die andere Vegetation, die ihre Zöglinge zu ersticken oder zu überwuchern droht, zurück.

Noch heute nehmen die Schamanen, Medizinleute oder Hexenmediziner nichtsesshafter Stämme die Samen oder Wurzelknollen ihrer Lieblingspflanzen mit auf Reisen, pflanzen sie aus oder geben sie weiter als Geschenk an einen befreundeten Nachbarstamm (STORL 1999:6). Das machten die mittelalterlichen Mönche, das machen auch Hippies mit den Samen ihrer potentesten Marihuanapflanzen oder ihrer Prunkwinden. Auf ähnliche Weise scheint der Kalmus (*Acorus calamus*) - eine aromatische, aphrodisierende, verjüngende, wurmtreibende, nervenentspannende, leicht psychoaktive, stoffwechselregulierende Heilpflanze – schon in der alten Steinzeit von Stamm zu Stamm weitergereicht worden zu sein. Es handelt sich bei diesem Aronstabgewächs um eine südasiatische, subtropische Sumpfpflanze, die nach der Blüte rote Beeren hervorbringt. Im kühleren, gemäßigten Klima bildet sie keine Blüten. Dennoch wächst sie weit über ihr natürliches Areal hinaus, bis nach Sibirien und Nordamerika. Ihre dortige Verbreitung verdankt sie den Menschen, die sie weitergetragen haben, aber auch Nagetieren wie den Wühlmäusen und Bisamratten. Höchstwahrscheinlich hatten paläoindianische Medizinleute Wurzelstücke des Kalmus in ihren Medizinbeuteln, als sie vor rund 30.000 Jahren die Landbrücke Beringia von Sibirien nach Alaska überquerten. Der Kalmus als Tropengewächs vermehrt sich im Norden nur vegetativ. Erst als er nach einigen tausend Jahren nach Mexiko kam, gelang es ihm wieder, die roten, reifen Früchte zu produzieren und sich sexuell zu vermehren.

In Zentral- und Ostasien wächst eine Bilsenkrautart (*Hyoscyamus physaloides*), aus der sich die Tungusen einen berauschenden »Kaffee« brauten. Andere Sibirer würzten ihre »Biere« damit. In Nordchina und Zentralasien gibt es auch noch die Art *Hyocyamus pusillus*, die in der chinesischen Medizin verwendet wird (Rätsch 1998:283). Man kann vermuten, dass die Vorfahren der Indianer auch die Samen dieser ostasiatischen Bilsenkräuter mit in ihrem Reisegepäck hatten, dass diese Pflanzen sich aber nicht in der Neuen Welt durchsetzen konnten.[43] Auf jeden Fall fanden die Urindianer früh einen Ersatz für das magische Kraut – und zwar den nahe verwandten Tabak (*Nicotiana* spp.) und, zu einem minderen Grad, auch den amerikanischen Stechapfel (*Datura meteloides*). Die Rituale und schamanischen Praktiken – Jagdmagie, Regentänze und Wetterzauber, Heilkunde, Jugendinitiationen, Rituale zum Kontakt mit der Götter- und Geisterwelt –, in denen das Bilsenkraut eine zentrale Rolle spielte, wurden auf diese

[43] Auch viele der Pflanzen, welche die europäischen Siedler willkürlich oder unwillkürlich mit nach Amerika, Südafrika oder Australien mitnahmen, etwa die Gewächse, die in Shakespeares Werken erwähnt werden und welche die »Shakespeare Society« dort einbürgern wollte, konnten nicht recht Fuß fassen.

Nachtschattengewächse der Neuen Welt übertragen, vor allem auf den Tabak. (Der Stechapfel, der besonders unberechenbar in seiner Wirkung ist, wurde im amerikanischen Südwesten und bei verschiedenen mexikanischen Stämmen ein Kraut der oft gefürchteten *Brujos* [Hexer]; Hopi-Medizinmänner kauten etwas Daturawurzel, wenn sie die Ursache einer Krankheit »sehen« wollten; lediglich bei den südkalifornischen Yokut und bei einem Algonkienstamm in Virginia fand Datura bei den Pubertätsriten Verwendung.)[44]

Diese Vermutung, dass der rituelle Gebrauch des Bilsenkrauts in der Alten Welt mit dem des Tabaks in der Neuen Welt zu tun hat, ist nicht aus der Luft gegriffen. Die Paläoindianer kamen schließlich nicht mit leeren Händen an. Sie brachten den ganzen Komplex altsteinzeitlicher Jägerkultur mit: Das Schamanentum mit seiner typischen Rundtrommel, seinen charakteristischen Ritualen, Tänzen und seiner Kosmologie. Sie brachten den eurasischen Fliegenpilzkult samt den dazugehörigen Mythen und Vorstellungen (NAVET 1993:45). Sie brachten ihre Jagdtechniken, Ledertipis, subterrane Winterwohnbauten, die Schwitzhütte, den Bärenkult, Baumbestattungen sowie Pflanzenrituale (STORL 1997), darunter den zeremoniellen und kultischen Gebrauch der Artemisien (Beifuß, *Prairie Sage*)[45], des Mariengrases (*sweet grass*) und des Juniperus (Wachholder, »*cedar*«) (STORL 1998:11).

Auf jeden Fall glaubten die Europäer, als sie im 15. und 16. Jahrhundert mit dem Tabak der Indianer bekannt wurden, dass sie eine un-

---

44 In Virginia mussten die pubertierenden Jungen immer wieder, über zwei bis drei Wochen hinweg, Stechapfeltee trinken. Dabei wurde die Erinnerung an ihre gesamte Kindheit ausgelöscht. Sogar das Sprechen verlernten sie. Sie mussten nun alles wieder neu erlernen, diesmal jedoch als Männer und nicht mehr als Kinder. (MOERMAN 1982:107)

45 In populären Büchern zum Thema Indianerkultur liest man immer wieder, dass die Indianer bei heiligen Zeremonien mit Salbei räucherten. Bei diesem »Salbei« handelt es sich aber nicht um das Kraut, das bei uns als Salbei bezeichnet wird, nämlich *Salvia officinalis*, ein Lippenblütler. Das »Sage« der Indianer ist immer eine Beifußart (*Artemisia tridentata, A. ludoviciana, A. frigida* usw.). Die weißen Amerikaner bezeichneten diese Beifußarten als *Prairie Sage*, da Farbe und Duft annähernd dem Gartensalbei ähnlich sind. Dieses »Sage« wurde dann ins deutsche als »Salbei« übersetzt, was – wie es so oft bei Übersetzungen der Fall ist – zu einer Begriffsverwirrung führte. Lediglich der kalifornische Salbei (*Salvia apiana, white sage*), der aber nur von Indianern in Südkalifornien (den Chumash, die nahe bei Los Angeles wohnten) benutzt wurde, ist eine echte *Salvia*-Art. Ansonsten ist die heilige Räucherpflanze – wie in Asien und Europa – immer eine Beifußart.

bekannte Art Bilsenkraut vor sich hätten. Die erste botanische Beschreibung des Tabaks (*Nicotiana tabacum*) von FRANCISCO HERNANDEZ vergleicht die Pflanze mit dem bekannten Bilsenkraut. Von den Botanikern des 16. und 17. Jahrhunderts wird der Tabak als »indianisches Bilsenkraut« oder als dritte Bilsenkrautart - *hyoscyamus tertia species* - beschrieben (MARZELL 1977:317).

Der flämische Botaniker LOBELIUS (1538-1616) nannte den neuentdeckten Bauerntabak (*Nicotiana rustica*) »den zweifelhaften Hyoscyamus«, CASPAR BAUHIN (1560-1624), Professor für Botanik, nannte ihn *Hyoscyamus luteus*. FRANKE (1594) nannte den Bauerntabak »Geel frembt Bilsenkraut« und SCHWENCKFELT (1600) bezeichnete dasselbe Kraut als »Kleiner Wundbilsen«. Die Engländer bezeichneten das stark nikotinhaltige Nachtschattengewächs als *gelbes Bilsenkraut* (Yellow Henbane) oder als *peruanisches Bilsenkraut* (Henbane of Peru). Dafür bezeichnen die Engländer inzwischen das eigentliche Bilsenkraut (*Henbane*) als Gifttabak oder »Poison Tobacco«. Bald nannten auch die Mähren das Bilsenkraut *Wilder Tabak*, die Dänen sprachen von *vild tabak*, die Italiener von *tabacco selvatica*. JOHN GERARD, Verfasser des populären Kräuterbuches »*The Herbal*« (1633) beschreibt den Bauerntabak Yellow Henbane als Genussmittel: »Er wird von manchen anstelle des (virginischen) Tabaks geraucht, aber mit weniger Erfolg. Obwohl er betäubt und die Sinne verwirrt und dieselbe Berauschung erzeugt und genauso zum Spucken reizt, genauso wie andere Kräuter mit hitziger Temperatur: Rosmarin, Thymian, Winterbohnenkraut, süßer Dost und ähnliche: Jedes hiervon mag ich lieber rauchen als dieses zweifelhafte Bilsenkraut.«

Die europäischen Siedler brachten das echte Bilsenkraut mit in die Neue Welt, um es in ihre Heilkräutergärten zu pflanzen, schließlich war es, ehe Äther und Chloroform entdeckt wurde, eines der wichtigsten Analgetika und Anästhetika. Hier und dort verwildete die Ruderalpflanze. Die Indianer entdeckten es bald und nutzten es, wie die Weißen, als schmerzlinderndes Mittel bei Gicht und Zahnweh. Sie behandelten damit Magengeschwüre - eine vernünftige Therapie, da die parasympathicolytische Wirkung des Tropanalkaloids auch die Sekretion der Magensäure hemmt. Sie rauchen das Kraut ebenfalls bei Asthma (STAMMEL 1988:184). Das sind alles Indikationen, die sie wahrscheinlich den Siedlern abgeschaut haben. Aber auch als Schamanenpflanze lernten sie es kennen, indem sie es mit Tabak gemischt rauchten oder wie die kalifornischen Seri-Indianer in alkoholische Getänke (Pulque, Chicha) mischten.

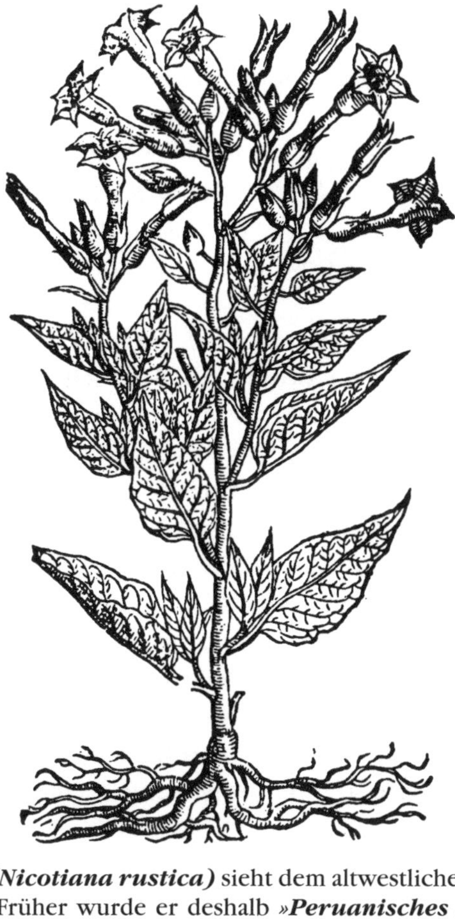

Der Bauerntabak ***(Nicotiana rustica)*** sieht dem altwestlichen Bilsenkraut verblüffend ähnlich. Früher wurde er deshalb ***»Peruanisches Bilsenkraut«*** genannt.

Kraut der Jäger und der Hühnerdiebe

Auch wenn es für den Zivilisationsmenschen, dessen Geist ständig von Unterhaltung, Werbung, abstrakten Arbeitsprozessen oder psychischen Belastungen abgelenkt wird, fast unglaublich erscheint, so ist es doch eine Tatsache, dass die Naturvölker, besonders die Jäger und die Hirten, mit den Tieren, die sich in ihrer Nähe befinden, in ständigem telepathischen Kontakt stehen. Das Bilsenkraut intensiviert lediglich die natürlich vorhandenen hellseherischen Fähigkeiten der indigenen Jäger. Es eignet sich zur verstärkten Kontaktherstellung mit dem Tiergeist oder der »Gruppenseele« der Tiere; es öffnet die Kanäle, die mit dem »Herrn der Tiere« - den die Kelten als Cernunnos kannten - oder mit der Tiermutter, der Frau Holle verbinden. Wenn die Verbindung hergestellt ist, bittet der Jäger um die Freigabe des Wildes. Die Beute ohne zu fragen einfach zu töten wäre - so die Ansicht der Naturvölker - ein Frevel. Es käme einem Diebstahl oder Mord gleich.

Die Verwendung des Bilsenkrauts im Jagdzauber muss sehr alt und schon lange angewendet worden sein. Wahrscheinlich liegt darin das Geheimnis des Rattenfängers von Hameln begründet, dass die Nagetiere ihm ohne weiteres folgten. Bilsenkraut und andere, ähnliche Zauberkräuter lösen, wie der Ethnologe Hans Peter Duerr es beschreibt, die Grenze zwischen Mensch und Tier auf und stellen die ursprüngliche Einheit, den sympathetischen Rapport, wieder her. Sie lösen die individuelle Persönlichkeit auf und öffnen die Seele für tiefliegende instinktive Ebenen und ermöglichen dadurch das Eintauchen in die Sphäre der Gruppenseele einer Tierart. Indem sich sein Astralleib mit dem des Tieres verbindet, kann der Jäger sich selber im Tier erleben. Er streift durch den Wald, frißt, jagt, schnüffelt und macht alles, was Tiere so tun. Das ist keine chemisch-toxische Hallu-

---

[46] In Kurland wurde gegen Ende des 17. Jahrhunderts zum Beispiel ein wegen Werwolfgängerei Inhaftierter vom Richter aufgefordert, eine bestimmte Kuh in Wolfsgestalt zu zerreißen. Tags darauf versicherte der Gefangene, dies sei geschehen. Die Kuh wurde wirklich zerissen im Stall gefunden, an dem Gefangenen aber hatten die Wächter bemerkt, dass er die Nacht im tiefen Schlafe gelegen und nur eine Zeitlang mit Haupt, Händen und Füßen einige Bewegungen gemacht hatte (Schrödter 1981:117).

zination, sondern ein echtes Sich-Hineinversetzen, eine echte Astralreise im Körper des Tieres. Das ist übrigens auch die Grundlage des echten Werwolftums.[46] Für Uneingeweihte ist dieser Zustand äußerst gefährlich, denn indem das Bilsenkrautgift die ordnende Kraft des sozial konditionierten »Ich« auflöst, können sich die Seelentätigkeiten gleichsam verselbständigen und dadurch in Verwirrung geraten (Grohmann 1991:163). Um mit der Fähigkeit derartiger Kontaktnahme zu den Tieren umgehen zu lernen, haben die traditionellen Jäger- und Hirtennomaden streng anmutende Initiations- und Jagdrituale entwickelt. Der Gang zum Herrn der Tiere ist nämlich auch ein Gang ins Jenseits; in einem gewissen Sinn gleicht diese Erfahrung dem Sterbeprozess (Bauer, Dürr, Mandel 1991:12).

Mit dem toxischen Kraut haben sich aber nicht nur die Jäger selbst behandelt, um in einen Trancezustand zu kommen, sondern sie scheinen es auch als Betäubungsmittel und Gift bei der Jagd - bei den Kelten insbesondere bei der Wildschweinjagd - und beim Fischfang verwendet zu haben.

Mit dem Rauch vom Bilsenkraut kann ein Hühnerdieb nachts die Hühner auf den Stangen so betäuben, dass sie ohne Gegacker ergriffen und in den Sack gesteckt werden können. Ohne Hilfe des Bilsenkrauts müsste der Dieb die auf der Stange schlafenden Hühner schnell am Hals packen und ihnen sofort die Kehle zudrücken. Ein falscher Griff, und schon explodiert der ganze Stall mit höllischem Lärm, wobei unweigerlich die Hunde bellend erwachen und im Schlafzimmer des Bauern das Licht angeht. Ja, das Bilsenkraut ist schon seit der Anike des Hühnerdiebes bester Freund! *Gallinaria herba* heißt deswegen das Kraut schon bei Plinius Valerianus (7. Jahrhundert). Als *Henbane* («Hennengift«) oder Henbelle kannten es die alten Angelsachsen. *Mort aux poules*, *hennebloemen*, *Hühnertod*, *Hühnerlockkraut*, und ähnliche Namen sind in ganz Europa belegt.

Da die wandernden Zigeuner Meister des Hühnerdiebstals waren und auch sonst auf magische Weise mit dem Kraut umgehen konnten, bekam das Bilsenkraut im Mittelalter den zusätzlichen Namen *Zigeu-*

*ner*kraut und Zigeunerkorn. HIERONYMOS BOCK, der alte Kräutermann, bemerkt dazu (»Kreuterbuch«, 1539): »Die hüner auff den balcken fallen herabber wann sie den Rauch von Bülsen gewar werden. Solche künstlin treiben die Zygeiner unnd ire gesellschafft.«

Nachwort

Wenn wir die Pflanze als autonome Macht erkennen,
die eintritt,
um Wurzeln und Blüten in uns zu treiben,
entfernen wir uns um einige Breitengrade
von der schiefen Perspektive, die wähnt,
der Geist sei das Monopol des Menschen
und existiere nicht außer ihm.
(Ernst Jünger, »*Annäherungen*«)

Christ, einmal muß man doch im Schlund der Höllen sein;
Gehst du nicht lebendig, so mußt du tot hinein.
(Angelus Silesius, »*Der cherubinische Wandersmann*«)

Erkenne dich selbst – so stand es in Stein gemeißelt über dem Eingang des Apollon-Tempels zu Delphi. Selbsterkenntnis ist wohl die schwierigste Aufgabe unseres Lebens, vielleicht die einzige wirkliche Aufgabe, sind wir doch alle in Täuschungen über Täuschungen befangen. Befreien wir uns von einer Illusionen, fallen wir schon in die nächste. Sogar wenn wir uns hinabbücken und ins tiefe Wasser schauen wollen, bleiben wir am Spiegelbild hängen. Auch der noch so kluge Psychoanalytiker und Therapeut wird nur auf Details des Spiegelbildes aufmerksam machen, und wir werden noch mehr der Faszination dieser Spiegelung verfallen. Verdursten werden wir in der Wüste des Lebens vor der *Fata Morgana*, sterben wie der schöne Narkissos.

Nun kommt das Bilsenkraut, das kleine, klebrige Unkraut, das giftige, tödliche. Hinter seiner schlichten Erscheinung verbirgt sich ein mächtiger Pflanzendeva, eine Pflanzengottheit. Wie jede Gottheit dem sterblichen Menschen weit überlegen. Die Alten, die weisen Frauen, die indogermanischen Schamanen haben sie gesehen, sich vor ihr gefürchtet, sie verehrt, ihrem Raunen gelauscht wie staunende Kinder. Von ihr haben sie gelernt, wie man durch die Täuschungen hindurchschreiten, durch das Spiegelbild hindurch in die dunklen Tiefen kommen kann.

Bilsenkraut, dem Apollo, dem Belenos geweiht, leuchtet - es ist ein unbeschreibliches Licht, so etwa wie bei einer partiellen Sonnenfinsternis, ein grünliches, andersweltliches Licht -, leuchtet hinab. Keine bloße Spiegelungen mehr, was man da sieht - das sind Wegzeichen, die zum Grunde weisen.

Delphi - der Ort, wo der Erddrachen, die Todesmutter, die schwarze Göttin des Chaos im Namen der Sonne das Urteil spricht - bedeutet »Gebärmutter« (griechisch Delphys). Die Bilsenkrautgottheit kann uns nach Delphi führen, in diese Gebärmutter hineinführen, wo wir - wie die Opfer archaischer Rituale - ekstatisch zugrunde gehen, und - wer weiß? - aus der wir, nachdem selbst unsere Knochen aufgelöst wurden, erneuert wiedergeboren werden. Doch nur der Geweihte, der Gottestrunkene, der Berserker wird diesen Weg gehen können. Wahnsinn und Verderben, Höllenfeuer verspricht das Totenkraut, das Teufelsauge, den ungeläuterten Seelen.

In der andersweltlichen Dimension sind Pflanzen göttliche Wesenheiten, voller Bewusstsein und Wonne. Sie sind, wie es in der Rigveda heißt, »der Götter Erstgeborene, geboren vor drei Weltaltern«. Sie sind »Mütter, Göttinnen« - so werden sie in den anderen Veden angesprochen. Wie Mütter sorgen sie für uns, für ihre Kinder, die Menschen und Tiere. Immer wieder hört man, dass, wenn sich irgendwo unbemerkt eine Krankheit festsetzt, da auch schon das dazugehörige Heilkraut im Garten keimt! Das Phänomen hatte schon Paracelsus beobachtet. Aus langjähriger Erfahrung bestätigt das auch eine Kräuterfrau wie Mellie Uyldert: »Wenn der Mensch diesen Zusammenhang durchschaut, kann er sich selbst rasch kurieren. Doch weil der Mensch sein angeborenes Wissen, seinen Instinkt, nicht mehr befragt

und ihn dadurch nicht mehr hört, bleibt das Heilkraut unentdeckt und ungepflückt, und der kranke Mensch sucht Heilung auf dem weiten Umweg über den Verstand.« (UYLDERT 1984:16)
So ist es. Die Pflanzen - jede Art ist mit der Sonne verbunden, jede hat Teil an der kosmischen Harmonie der Sphären - suchen uns und teilen uns ihr Heilsein mit. In diesen chaotischen Zeiten - Ozonloch, Waldsterben, ABC-Waffensysteme, Elektrosmog, Genmanipulation, Megastädte, Verkehrschaos, Drogenmafia *and you name it* - ist es nicht anders. Pflanzendevas versuchen zu heilen und uns wachzurütteln. Einer der Berserker unter den Pflanzendevas ist das Bilsenkraut. Im Auftrag der großen Gaia und des Uranos kommt es den Menschen, nachdem es fast vergessen, vernachlässigt und auf jeden Fall verleumdet wurde, wieder näher. »Wenn ihr Falschheit, Gier (auch die Gier nach spirituellen Schätzen), eure Furcht und all die anderen Untugenden ablegt, und wenn ihr richtig mit mir umgeht, dann kann ich euch ein Guru sein, auf daß ihr euch selbst erkennen möget« - das ist die Botschaft dieser Pflanze.

Erkenntnis ist Übereinstimmung!
(ERNST JÜNGER)

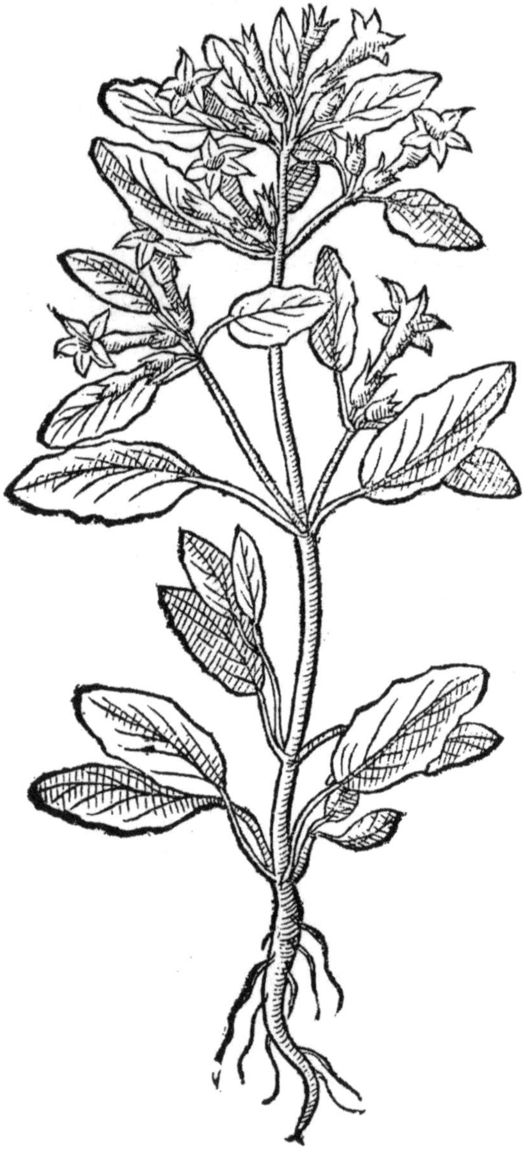

Der Tabak (*Nicotiana tabacum*) wurde in Europa zunächst *henbane of Peru* oder *Hyoscyamus peruvianus*, also »Peruanisches Bilsenkraut«, genannt.

Zu den falschen Vorstellungen einer unbewussten Bilsenfee

Frau PD Dr. Svetlana Balabanova, Sektion Pharmakotherapie, Universität Ulm, hat ein kleines Büchlein mit dem Titel »Die Geschichte der Tabakpflanze vor Columbus außerhalb Amerikas sowie das Rauchen im Spiegel der Zeiten« verfasst (Innovations-Verlags-Gesellschaft mbH 1997, Seeheim-Jungenheim). Leider hat sie nicht verstanden, wie man historische Schriften ließt, versteht und interpretiert. Frau Balabanova hat angeblich mehrere ägyptische Mumien auf so genannte Drogenrückstände hin analysiert. Das Ergebnis wurde in wissenschaftlichen Journalen publiziert: Kokain, Nikotin und THC. Diese Ergebnisse veranlasste sie zu ihrer merkwürdigen Schrift über den Tabak. Es ist total klar, dass es keine Nicotiana welcher Art auch immer vor der Konquista in Amerika in Europa hätte geben können. Alle medizinhistorischen Schriften offenbaren dieses. Aber wenn man/frau sie nicht lesen kann, verkommen eurozentrische Überheblichkeiten zu wissenschaftlichem Schwachsinn oder zu *balla balla nova*.
Die gute Frau glaubt tatsächlich, dass es den Bauerntabak (*Nicotiana rustica*; siehe auch Abbildung im Farbteil) schon vor Columbus in der Alten Welt gegeben hat. Dabei verwechselt sie das europäische Vermögen der »Väter der Botanik« mit den Tatsachen. Sie wie Fuchs, Bock, Tabernaemontanus usw. haben sofort erkannt, dass der gelbblütige Bauerntabak mit dem in Europa gedeihenden Bilsenkraut in eine Familie gehört. Das Peruanische Bilsenkraut ist natürlich *Nicotiana rustica* ...

Fortsetzung im Buch über Tabak vom Nichtraucher ...

Christian Rätsch

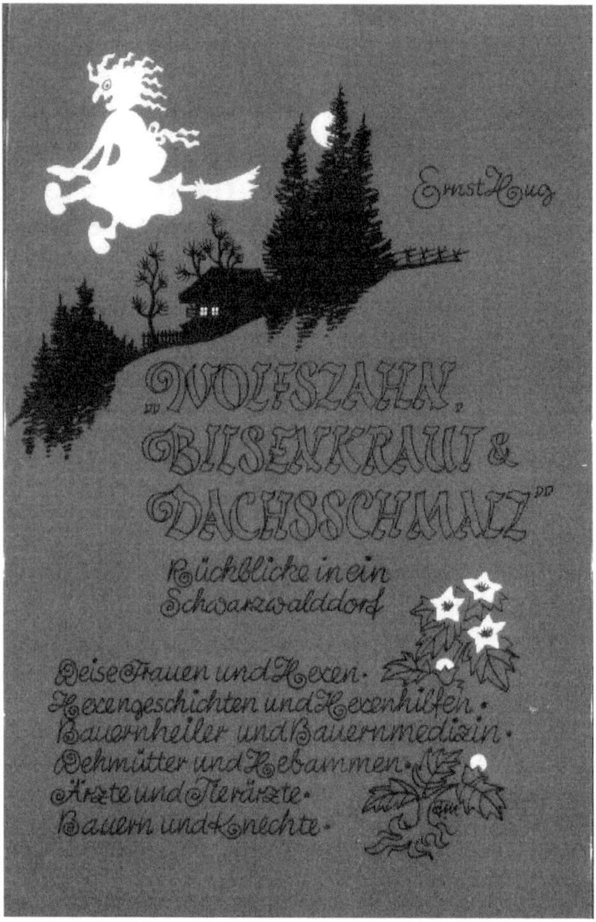
Ernst Hug
„Wolfszahn, Bilsenkraut & Dachsschmalz"
Rückblicke in ein Schwarzwalddorf
Weise Frauen und Hexen ·
Hexengeschichten und Hexenhilfen ·
Bauernheiler und Bauernmedizin ·
Wehmütter und Hebammen ·
Ärzte und Tierärzte ·
Bauern und Knechte ·

Bibliographie

C. F. BÜRGER schreibt zum Bilsenkraut in »*Die Blumensprache*«, 1750:

Basilisken und Vampire,
Lindenwürm' und Ungeheu'r.
Solche schlimme Fabeltiere,
Die erschafft des Dichters Feu'r.
Aber Dich und Deine Tücke,
Und Dein süßes Angesicht,
Und die falschen, frommen Blicke,
Das erschafft der Dichter nicht.

... und hier nun einige Dichter, Gelehrte und Schreiberlinge - meine Quellen -, die dennoch versucht haben, das Geheimnis der geheimnisvollen Pflanze zu lüften.

BÄCHTOLD-STÄUBLI, Hanns
1987: *Handwörterbuch des deutschen Aberglaubens.* Bd. 1-10. Berlin/New York: Walter de Gruyter.
BAUER, Wolfgang; DUERR, Hans Peter; MANDEL, Michael
1991: »Ein Gespräch mit Hans Peter Duerr über Zauberpflanzen«; in: *Integration*, 1. Eschenau: Bilwis Verlag.
BAUEREIß, Erwin
1995: *Heimische Pflanzen der Götter*. Markt Erlbach: Raymond Martin Verlag.
BIEDERMANN, Hans
1998: *Lexikon der magischen Künste*. Wiesbaden: VMA-Verlag.
BISCHOF, Marco
1995: *Biophotonen - Das Licht in unseren Zellen.* Frankfurt a. M: Zweitausendeins.
BOLAND, Charles Michel
1963: *They all discovered America*. New York: Pocket Books, Inc.
BOTHEROYD, Sylvia u. Paul
1995: *Lexikon der keltischen Mythologie*. München: Diederichs.

BRANDENBURG, Dieterich
1992: *Die Ärzte des Propheten: Islam und Medizin*. Berlin: Edition Q.
BUFF, Wolfram; VON DER DUNK, Klaus
1988: *Giftpflanzen in Natur und Garten*. Berlin/Hamburg: Paul Perey Verlag.
BUHNER, Stepen H.
1996: *Sacred Plant Medicine.* Boulder, Colorado: Roberts Rinehart Publ.
BÜRGER, C. F.
1750: *Taschenbuch der Liebe und Freundschaft mit der Blumensprache neuesten Deutung*. Leipzig und Quedlinburg.
CAMPBELL, Joseph
1985: »Von der geistigen Natur des Mythos«; in: *Keltisches Bewußtsein* (Thomas Lehner, Hrsg.). München: Dianus-Trikont.
COOPER, J. C.
1986: *Illustriertes Lexikon der traditionellen Symbole*. Wiesbaden: Drei Lilien Verlag.
CUNNINGHAM, Scott
1983: *Magical Herbalism.* Bombay: D. B. Taraporevala Sons & Co.
DE VRIES, Herman
1993: »heilige bäume, bilsenkraut und bildzeitung«; in: *Naturverehrung und Heilkunst.* (Christian RÄTSCH, Hrsg.) Südergellersen: Verlag Bruno Martin.
DUERR, Hans Peter
1978: *Traumzeit.* Frankfurt a. M: Syndikat.
ENGEL, Fritz-Martin
1978: *Zauberpflanzen-Pflanzenzauber.* Hannover: Landbuch-Verlag.
FURLENMEIER, Martin
1981: *Mysterien der Heilkunde.* Stäfa: Th. Gut & Co.
GOLTHER, Wolfgang
1985: *Handbuch der germanischen Mythologie.* Stuttgart: Magnus-Verlag.
GOTTWALD, Franz-Theo
1999: »Nama-rupa – die Macht des schöpferischen Wortklangs«; in: *Rupert Sheldrake in der Diskussion.* (Hans-Peter DÜRR und Franz-Theo GOTTWALD, Hrsg.) Bern/München/Wien: Scherz.
GOTTWALD, Franz-Theo; RÄTSCH, Christian (Hrsg.)
1998: *Schamanische Wissenschaften*. München: Eugen Diederichs.
GRAICHEN, Gisela
1991: *Das Kultplatzbuch*. München: Knaur.
GRIEVE, M.
1982: *A modern Herbal.* New York: Dover Publ.
GROHMANN, Gerbert
1991: *Die Pflanze*. Stuttgart: Verlag Freies Geistesleben.
HAERKÖTTER, Gerd und Marlene
1990: *Hexenfurz und Teufelsdreck.* Frankfurt a. M: Eichborn Verlag.
HAGER

1976: *Hagers Handbuch der pharmazeutischen Praxis.* (List, P. H. und L. Hörhammer, Hrsg.) Berlin, Heidelberg, New York: Springer Verlag.

Hanelt, Peter

1994: »Ordnung Braunwurzartige, Scophulariales«; in: *Urania Pflanzenreich* II. Leipzig/Jena/Berlin: Urania Verlag.

Hansen, Harold A.

1983: *Der Hexengarten.* München: Dianus-Trikont Verlag.

Hasenfratz, Hans-Peter

1992: *Die religiöse Welt der Germanen.* Freiburg i. Br.: Herder.

1998: *Leben mit den Toten.* Freiburg i. Br.: Herder.

Heinz, Jürgen Ulrich

1984: *Das Handbuch der modernen Pflanzenheilkunde.* Freiburg i. Br.: Verlag Hermann Bauer.

Höfler, Max

1911: »Volksmedizinische Botanik der Kelten«; in: *Archiv für Geschichte der Medizin.* Band V. Heft 4–5. (Reprint 1996: Hrsg. Erwin Bauereiß. Bad Windsheim: Wurzelverlag.)

1990: *Volksmedizinische Botanik der Germanen.* (Reprint d. Ausg. Wien: Ludwig, 1908) Berlin: Verlag für Wissenschaft und Bildung.

Höhle, S. ; Müller-Ebeling, C.; Rätsch, C.; Urchs, Ossi

1986: *Rausch und Erkenntnis: Das wilde in der Natur.* München: Knaur.

Jünger, Ernst

1990: *Annäherungen – Drogen und Rausch.* Stuttgart: DTV.

Lambertini, Gaston

1992: »Die Schule von Salerno und die Universitäten von Bologna und Padua«; in: *Illustrierte Geschichte der Medizin II.* (Richard Toellner, Hrsg.) Vaduz: Andreas & Andreas.

Lawlor, Robert

1993: *Am Anfang war der Traum.* München: Droemer Knaur.

Leary, Timothy; Metzner, Ralph; Alpert, Richard

1964: *The Psychedelic Experience.* New Hyde Park, N. Y.: University Books.

Ludwig, Otto

1995: *Der Thüringer Kräutergarten.* Rudolfstadt u. Jena: Hain Verlag.

Madejski, Margret; Rippe, Olaf

1997: *Heilmittel der Sonne.* München: Verlag Peter Erd.

Mann, John

1992: *Murder, Magic, and Medicine.* Oxford: Oxford University Press.

Martin Alfred

1987: »Badewesen«; in: *Handwörterbuch des deutschen Aberglaubens.* Bd. I. Hanns Bärchtold-Stäubli, Hrsg. Berlin: Walter de Gruyter.

Marzell, Heinrich

1972: *Wörterbuch der Pflanzennamen II.* Leipzig: Verlag von S. Hirzel.

1987: »Bilsenkraut«; in: *Handbuch des deutschen Aberglaubens* (Hanns BÄCHTOLD-STÄUBLI, Hrsg.) Berlin: Walter de Gruyter.
1995: »Kulturgeschichtliches aus der Geschichte der Nachtschattengewächse«; in: *Heimische Pflanzen der Götter*. Erwin BAUEREIß, Hrsg. Markt Erlbach: Raymond Martin Verlag.

MOERMAN, Daniel E.
1982: *Geraniums for the Iroquois*. Algonac, Michigan: Reference Publications.

MÜLLER, Irmgard
1993: *Die pflanzlichen Heilmittel bei Hildegard von Bingen*. Freiburg i. Br.: Herder.

NAVET, Eric
1993: »Die Ojibway und der Fliegenpilz«; in: *Integration* 4/93 (Herman DE VRIES, Hrsg.) Eschenau: Bilwis-Verlag.

OCANIEC, Naomi
1993: *Die Chakras*. Braunschweig: Aurum.

OPLER, Morris K.
1970: »Cross-Cultural Uses of Psychoaktive Drugs«; in: *Principles of Psychopharmacology*. W. G. CLARK, Hrsg. New York.

PELIKAN, Wilhelm
1975: *Heilpflanzenkunde I-III*. Dornach: Philosophisch-Anthroposophischer Verlag.
1998: »Bilsenkraut (*Hyoscyamus niger*) als Gift- und Heilpflanze«; in: *Psychoaktive Nachtschattengewächse*. Erwin BAUEREIß, Hrsg. Bad Windsheim: Wurzel-Verlag.

PENNICK, Nigel
1997: *The sacred World of the Celts*. London: Thorsons.

PERGER, Anton v.
1864: *Deutsche Pflanzensagen*. Stuttgart/Oehringen: Verlag August Schaber.

PFEIFER, Wolfgang (Hrsg.)
1997: *Etymologisches Wörterbuch des Deutschen*. München: DTV.

RÄTSCH, Christian
1990: *Pflanzen der Liebe*. Aarau: AT-Verlag.
1991: *Von den Wurzeln der Kultur*. Basel: Sphinx.
1995: *Heilkräuter der Antike*. München: Eugen Diederichs.
1996: *Urbock: Bier jenseits von Hopfen und Malz*. Aarau: AT-Verlag.
2002: *Schamanenpflanze Tabak*. Band 1, Solothurn: Nachtschatten Verlag.
2003: *Schamanenpflanze Tabak*. Band 2, Solothurn: Nachtschatten Verlag.

ROSS, Nichols
1998: *Das magische Wissen der Druiden*. Heyne: München.

RUTHERFORD, Ward
1978: *The Druids – Magicians of the West*. Wellingborough: Aquarian Press.

SCHEFFER, M.; STORL, Wolf-Dieter
1991: *Die Seelenpflanzen des Edward Bach*. München: Hugendubel.
SCHIERING, Walther
1995: »Das Bilsenkraut«; in: *Heimische Pflanzen der Götter*. Erwin BAUEREIß, Hrsg. Markt Erlbach: Raymond Martin Verlag.
SCHMIDT, August Friedrich
1840: *Vollständiges Giftbuch*. Weimar: Verlag Bernh. Fr. Voigt.
SCHMIDTBAUER, Wolfgang; VOM SCHEIDT, Jürgen
1978: *Handbuch der Rauschdrogen*. Frankfurt a. M.: Fischer.
SCHMITZ, Rudolf
1998: *Geschichte der Pharmazie I*. Eschborn: Govi-Verlag.
SCHÖPF, Hans
1986: *Zauberkräuter*. Graz: Akadem. Druck- u. Verlagsanstalt.
SCHRÖDINGER, Erwin
1987: *Was ist Leben*. München: Piper Verlag.
SCHRÖDTER, Willi
1981: *Pflanzengeheimisse*. Kleinjörl bei Flensburg: G. E. Schroeder-Verlag.
SIEGMUND, Ferdinand
1990: *Omas Lexikon der Kräuter und Heilpflanzen*. Eltville am Rhein: Bechtermünz.
SIMONIS, Werner Christian
1983: *Heilpflanzen und Mysterienpflanzen*. Wiesbaden: VMA-Verlag.
SPIEGEL
1999: »Das Geistige hat keine Ränder« - Gespräch mit Hans-Peter Dürr; in: *Spiegel Spezial* 07/99. Hamburg.
STAMMEL, Heinz
1988: *Die Apotheke Manitous*. Reinbek bei Hamburg: Rowohlt.
STEIN, Simone
1987: *Gesundheit aus Glauben und Natur*. München: Delphin.
STORL, Wolf-Dieter
1974: *Shamanism among Americans of European Origin*. Bern: Inauguraldissertation d. Univ. Bern.
1988: *Feuer und Asche – Dunkel und Licht*. Freiburg i. Br.: Hermann Bauer Verlag.
1992: *Berserker und Kuschelbär*. Braunschweig: Aurum.
1993: *Von Heilkräutern und Pflanzengottheiten*. Braunschweig: Aurum.
1996a: *Kräuterkunde*. Braunschweig: Aurum.
1996b: *Heilkräuter und Zauberpflanzen zwischen Haustür und Gartentor*. Aarau: AT-Verlag.
1997: *Pflanzendevas – Die Göttin und ihre Pflanzenengel*. Aarau: AT-Verlag.
1998a: »Duftendes Mariengras, Liebfrauengras, Freyagras«; in: *FORUM für Aromatherapie und Aromapflege*. 14/98. München: Forum Essenzia.

1998b: »Bohne«; in: *Esotera* 9/98. Freiburg i. Br.: Hermann Bauer.
1999: »Pflanzenfreunde aus fernen Ländern«; in: *Natürlich* 5/99. Aarau: AZ-Graphische Betriebe.
STRÖM, Åke V. ; BIEZAIS, Haralds
1975: *Germanische und Baltische Religion*. Stuttgart: Verlag W. Kohlhammer.
STUBBES, Philip
1583: *Anatomie der Mißbräuche.* London. (zitiert in MÜLLER-EBELING/RÄTSCH/STORL. 1998, S. 46.)
TSARONG, T. Tsewang
1994: *Tibetan Medical Plants*. Kalimpong/West Bengal/India: Tibetan Medical Publications.
UYLDERT, Mellie
1984: *Verborgene Kräfte der Pflanzen*. München: Hugendubel.
WHEELWEIGHT, Edith Grey
1974: *Medical Plants and their History*. New York: Dover Publications.
WEIß, Rudolf Fritz
1991: *Lehrbuch der Phytotherapie*. Stuttgart: Hippokrates.
WILLFORT, Richard
1997: *Das große Handbuch der Heilkräuter*. Hamburg: Nikol.
WINTER, Astrid
1998: *Heilpflanzen der Bibel*. Aitrang: Windpferd.
WIRTH, H.
(ohne Jahresangabe): »Die Tollkirsche«; in: *Bilsenkraut*. Erwin Bauereiß, Hrsg. Bad Windsheim: Wurzel Verlag.
ZACHARIAS, Irmgard
1982: *Die Sprache der Blumen*. Rosenheim: Rosenheimer Verlagshaus.
ZINGSEM, Vera
1999: *Göttinnen grosser Kulturen*. München: DTV.
ZOLLER, Andrea; NORDWIG, Hellmuth
1997: *Heilpflanzen der Ayurvedischen Medizin*. Heidelberg: Haug.

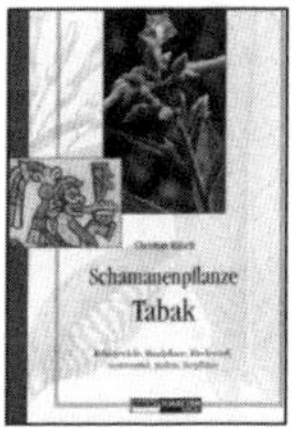

Christian Rätsch
Schamanenpflanze Tabak - Band I
Kultur und Geschichte des Tabaks in der Neuen Welt
ISBN 978-3-907080-79-5
360 Seiten, 14 × 21 cm, illustriert, Broschur

Christian Rätsch
Schamanenpflanze Tabak - Band II
Das Rauchkraut erobert die Alte Welt
ISBN 978-3-907080-94-8
270 Seiten, 14 × 21 cm, Farbfotos,
illustriert, Broschur

Kulturgeschichte des Tabaks
Beide Bände zusammen
ISBN 978-3-03788-107-1
640 Seiten, eingeschweisst

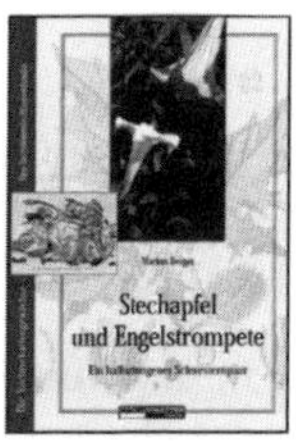

Markus Berger
Stechapfel und Engelstrompete
Ein halluzinogenes Schwesternpaar
ISBN 978-3-03788-108-8
184 Seiten, 14 × 21 cm,
4 Farbseiten, Broschur

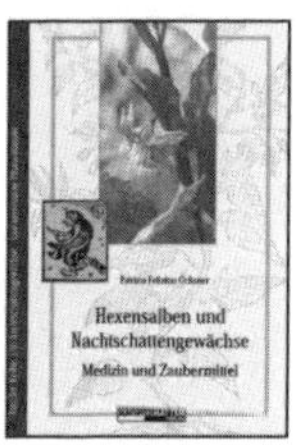

Patrizia Felizitas Ochsner
Hexensalben und Nachtschattengewächse
Medizin und Zaubermittel
ISBN 978-3-907080-86-3
225 Seiten, 14 × 21 cm, Farbfotos,
illustriert, Broschur

Wolf-Dieter Storl im AT Verlag

Naturrituale
Mit schamanischen Ritualen
zu den eigenen Wurzeln finden
312 Seiten, mit Zeichnungen
und einigen Fotos

Das Herz und seine heilenden Pflanzen
248 Seiten, über 50 Farbfotos
und zahlreiche Illustrationen

Borreliose natürlich heilen
Ethnomedizinisches Wissen, ganzheitliche
Behandlung und praktische Anwendungen
272 Seiten, zahlreiche Abbildungen

Pflanzen der Kelten
Heilkunde, Pflanzenzauber, Baumkalender
368 Seiten, reich illustriert

Heilkräuter und Zauberpflanzen
zwischen Haustür und Gartentor
180 Seiten, farbige Abbildungen